監修のことば ——————

私が向精神薬、鎮痛薬などすべての処方薬を断薬してから約7年の月日が流れました。かつての私は精神科に通い、摂食障害、パニック障害、うつ病、線維筋痛症などの診断を受けていました。私が減薬に取り組み始めた11年前は、減・断薬に関する情報は乏しく、同じ境遇の一人の仲間と励まし合いながら実行したことを思い出します。

そして私はこの約9年間、患者メディア「メンタルサバイバーチャンネル」の代表として、減薬や断薬を目指す仲間たちと一緒に勉強会や対話会を運営してきました。
精神科のリカバリーにとって大切なことは、「医療を受ける」「知識を身につける」「リハビリをする」、これらを全て「主体的に行うこと」だと確信するようになりました。

厚生労働省が向精神薬の多剤大量処方について規制を強めているので、状況は少しずつ変化し「減薬に取り組みたい」という仲間も増えてきています。しかし、精神科ではいまだに医師の力が強く、「患者さんの主体性やペース」を尊重しながら伴走してくれるケースは少ないようです。「減薬の方法やペースについて医師の指示に従わなくてはならない状況が続いている」という仲間たちの不安な声も聞こえてきます。
そこで、本書では「減薬したいがやり方がわからない」「どうすれば処方薬を調べられるのか」「離脱症状とはどんなものか」「医師や薬剤師とコミュニケーションするにはどうすればいいか」といった課題について、当事者の視点で整理してみました。

もしこの本が10年前に存在していたら、私は仲間と味方、そして多くの知識を身につけ、もっと安心して減・断薬を実行することができたかもしれないと考えながら、経験者としての視点を大切に監修を行いました。「自分と同じ体験で苦しむ人を作りたくない」「不必要な人には向精神薬の服用を避けてほしい」と闘病体験・離脱症状について語ってくれた多くのサバイバーの仲間の声が、読者のみなさんに届くことを願っています。
この本を使った勉強会や対話会で、みなさんにお会いしたいと思います。

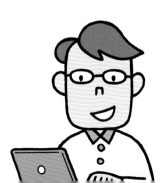

メンタルサバイバーチャンネル代表
不破　令

INSTRUCTION HANDBOOK

ゆっくり
TAPERING OFF
減薬の
DRUGS AT A SLOW PACE
トリセツ

第3版

contents

回復者のたどった
減薬プロセス 3つの柱

医療上の注意と免責

● 本書は当事者における相互支援の精神に基づき、安全で効果的な減薬の計画を立てるためのアイディア集として作成しています。アイディアは個別の取材によって得たものですが、全ての人に当てはまることを保証する情報ではありません。また医師の診断や治療に代わるものでもありません。

● 薬の作用には個人差があり、向精神薬の減薬にはリスクが伴う場合もあるため、まず計画を立てることが最も重要と考えられます。減薬の知識のある経験者や専門家とよく話し合い、必ず個別の計画を立ててから、慎重に時間をかけて行ってください。無計画に薬の調整を行うことは危険ですから避けてください。

● 特に抗精神病薬や抗てんかん薬を服薬していて、症状の再燃を繰り返した経験のある方の薬の調整は、その他のケースよりも大きなリスクを伴うようです。必ず慎重に事前情報を収集し、熟慮してください。

● また、本書は「必要ない人が薬を使用しない」ことを含めた向精神薬を適正に使用する方法を学ぶことを目的としています。健康回復のために、向精神薬が最適な状況・用法・用量で使用されることを望むもので、向精神薬の処方・服薬を全て否定するものではありません。

本書の成り立ち

本書は、ジャーナリストの月崎時央が、減・断薬によって回復した約80名のサバイバーの方との対話を元に、患者の経験を通した減・断薬に関する情報を整理して執筆を担当しました。元患者である不破 令さんが当事者の視点で、精神科医の増田さやかさんが減薬を支援する医師の視点で、本書の監修を行っています。

本書を使ってほしい方々

精神科のお薬を医師の指示通りに服薬している方で……
- 長く服薬しているが治療効果を感じられない方
- 薬の効果より副作用を強く感じる方
- 一定の効果は感じるが、薬が多すぎるのではと不安な方
- 減・断薬という行為に関心がある方

薬について不安や悩みをかかえる当事者のみなさんの……
- ご家族
- お友達

精神面で調子の悪い患者さんの回復を本気で願う……
- 医療・福祉関係者
- 所属組織や会社の人事担当者や上司の方

本書の使い方

本書は、減薬の準備や経過で必要と思われることを、「(情報を)調べる・知る」「(支援者と)つながる」「(自分と)向き合う」の3つの柱に分け、さらに細かいポイントに分けて紹介しています。
各ポイントの最初の見開きは、以下のように構成されています。あなたにとって本当に適切な服薬状況と回復のために、希望をもって、この本を自分のオリジナルのものにして役立ててください。
★印がついている用語は、巻末に説明があります。

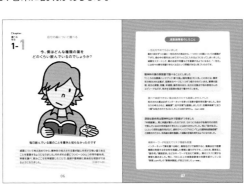

左のページ
減薬で回復できた経験者のみなさんが行ったポイントを解説しました。
体調が悪くて読むのがつらい方は、まずこのページだけでも読んでみてください。

右のページ
経験者&支援者のアイディアや情報を紹介しています。
皆さん自身にぜひ試してもらいたい項には、実際にやってみようと呼びかけるワークもあります。

自分の薬について調べる

今、僕はどんな種類の薬をどのくらい飲んでいるのでしょうか?

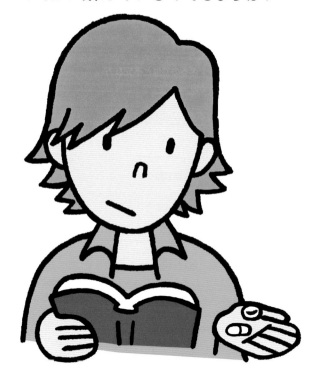

毎日飲んでいる薬のことを意外と知らなかったのです

減薬について考え始めてから、精神科で処方される薬が脳に作用する強い薬であることを意識するようになりました。それぞれの薬について一つひとつ作用や副作用、作用時間などの特徴を調べ、飲みごこちを再確認したことで、医師や薬剤師に具体的な相談ができるようになりました。

（太郎さん談）

減薬経験者のしたこと

一包化をやめてもらいました

薬を1回分ずつ小袋に一包化された時点から、一つひとつの薬についての意識が下がり、袋の中の薬をまとめてガバッと口に入れるようになってしまいました。減薬をスタートして、薬の名前や用量などを意識するようになると、「一包化」には各々の薬を把握できなくなるという問題があると気づいたのです。

精神科の薬の解説書で調べることにしました

『こころの治療薬ハンドブック』(星和書店)を入手。この本には、精神科で処方される薬が、見開きのページに1つずつ紹介されています。薬理の説明、処方の実際、用量、半減期、副作用のほか、処方の注意点や他の患者さんのエピソードなどが、処方する医師の視点で書かれています。

調べて納得できない薬は処方されても服薬しませんでした

処方された薬は必ずインターネットを使って効果や副作用を調べました。自分なりの考えのもと、睡眠薬※、抗不安薬※は服薬しましたが、抗精神病薬※と抗うつ薬※は処方されても口にしたことはありません。(※p8〜9参照)

深刻な副作用は精神科以外で診断がつきました

7年間服薬し、常に体調が悪かったのですが、うかつにも自分が各薬を何の目的で飲んでいるのか突き詰めて考えたことはありませんでした。特に「目がまぶしい」という深刻な副作用が出て、眼科でベンゾジアゼピン*による薬剤性眼瞼痙攣*と診断されてから、同系統の薬を意識して減薬の計画を考えるようになりました。

検索キーワードを加えてリスク情報も収集

インターネットで薬を調べる時に、薬剤名だけで検索すると、製薬会社や医療機関の発信する安全性を強調した情報に偏りがちです。このため、薬剤名に「副作用」「離脱症状」などのキーワードを加えたり、英語で海外のサイトを検索し、薬のリスクに関する情報も集めました。特に、700人以上の減薬経験者の体験を紹介している「断薬.com」内の「断薬体験談」が役立ちました。

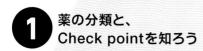

自分の薬を確認しよう

1 薬の分類と、
Check pointを知ろう

向精神薬

あなたの飲んでいる
薬は、どれ?

向精神薬とは、中枢神経に作用し精神
機能(心の働き)に影響を及ぼす薬物
の総称で、抗精神病薬、抗うつ薬、抗
不安薬、睡眠薬などがあります。
主な薬の分類と、特徴、知っておきた
いチェックポイントを図にしました。

抗不安薬
(緩和精神安定剤)

不安症状の緩和に使用される薬物です。
作用時間(半減期*)が短期、中期、長期、
超長期のものがあります。

Check point!
- 半減期(作用時間、短期／中期／
  長期／超長期を把握)
- ジアゼパム換算ができる

気分安定薬
(双極性障害治療薬)

双極性障害(躁うつ病)の予防薬として使われます。
重症の双極性障害Ⅰ型、
軽躁状態しかない双極性障害Ⅱ型の
両方に使用されます。

Check point!
- 血中濃度*を測定することが大切
  (できれば測定日を記録)

ベンゾジアゼピン系

睡眠薬
(緩和精神安定剤)

眠るための薬で、不眠の症状に使用します。
ベンゾジアゼピン系の薬が多く※、作用時間が
短期、中期、長期、超長期のものがあります。
上記以外に、自然なかたちで入眠を促す
薬もあります。鎮静効果の強い抗うつ剤を
利用することもあります。

Check point!
- 半減期*(作用時間、短期／中期／長期／
  超長期を把握)
- ジアゼパム換算ができる

※「非ベンゾジアゼピン系睡眠薬」と表示されている薬も、実
はベンゾジアゼピン系とほぼ同じ種類なので注意が必要です。
ベンゾジアゼピン系ではない睡眠薬には、オレキシン受容体
拮抗薬、メラトニン受容体(に作用するもの)があります。

抗精神病薬
（メジャートランキライザー）

幻覚や妄想などの精神病症状に作用する薬物。
強力精神安定剤と呼ばれ、
主に統合失調症や双極性障害に使用されています。

Check point!
- 1日の最大用量（自分の1日服薬量と比較する）
- 各薬剤ごとに副作用が異なるため、
  それぞれに起こりうる副作用を知っておく
- クロルプロマジン換算ができる

抗てんかん薬

てんかん発作に使用されます。
それ以外にも躁うつ病やパーキンソン症、
三又神経痛の難治性疼痛にも使用されています。

Check point!
- 血中濃度*を測定することが大切
  （できれば測定日を記録）

抗うつ薬
（うつ病治療薬）

主に大うつ病に使用されますが、
「うつ状態」を呈する病態、気分変調症、
抑うつ気分を伴う適応障害や身体疾患による
うつ状態などにも使用されます。

Check point!
- 一般的に起きるかもしれない
  副作用を知っておく
- イミプラミン換算ができる

中枢神経刺激薬

ADHDの治療に使用されています。

Check point!
- 起きるかもしれない
  深刻な副作用を知っておく

抗パーキンソン薬

抗精神病薬の服用により生じうる
パーキンソン症状を抑えるために
使用されています。

Check point!
- 起きるかもしれない
  深刻な副作用を知っておく

抗認知症薬

アルツハイマー型認知症、
レビー小体型認知症などに使用されています。
記憶障害・見当識障害のほか、
中核症状の緩和に使われます。

Check point!
- 根本的治療薬は
  まだないと言われている

2

自分のお薬手帳を眺めてみよう

まず、あなたが口にしている「薬」の実体を、お薬手帳でよーく見てみませんか？
太郎さんのやり方を参考に、以下の手順で薬を調べてみてはいかがでしょう。

太郎さんのお薬手帳

患者氏名　○○太郎
保険医　　○○病院　○○科　○○先生

(1) ロフラゼプ酸エチル錠1mg「サワイ」　　　1錠
　　〔分1　就寝前服用〕　　×21日分

(2) サインバルタカプセル30mg　　　2C
　　〔分1　朝食後服用〕　　×21日分

(3) セニラン錠5mg　　　2錠
　　〔分2　朝・夕食後服用〕　×21日分

(4) リボトリール錠0.5mg　　1錠
　　〔分1　朝食後服用〕　　×21日分

(5) バルプロ酸ナトリウムSR錠100mg「アメル」2錠
　　〔分1　就寝前服用〕　　×21日分

(6) エビリファイ錠1mg　　　1錠
　　〔分1　朝食後服用〕　　×21日分

(7) ロゼレム錠8mg　　　1錠
　　〔分1　就寝前服用〕　　×21日分

(8) ロキソプロフェン錠60mg「EMEC」　　　1錠
　　〔頭痛時服用〕　　　×10回分

(9) レクサプロ錠10mg　　　1錠
　　〔分1　夕食後服用〕　　×21日分

(10) ツムラ桃核承気湯エキス顆粒（医療用）　　7.5g

(11) ツムラ大承気湯エキス顆粒（医療用）　　7.5g
　　〔分3　毎食前服用〕

○○薬局　○○店

太郎さんは自分の薬について考えるため、お薬手帳を眺めてみました

僕は2004年頃に不安障害で精神科を受診し、薬を飲み始めました。その後パニック発作が起きて薬が増え、さらに抑うつ状態になって自宅から出られなくなり治療をしました。
しばらくすると躁状態になり、たくさん買い物をしてしまいました。このため双極性障害に診断名が変わりました。長年服薬してきましたが、今、症状は落ち着いています。

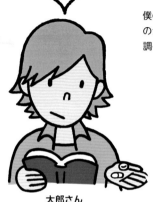

お薬手帳によると、僕の薬は11種類。2つの漢方薬があることはわかるけど、他の薬の種類を僕はよく知らないな。頓服の薬以外は一包化されているし……。

お薬手帳によっては、効果とか飲むときの注意が書いてあるものも見たことがあるけれど、今使っている手帳には薬の名前・量と飲み方しか書いていないな。

太郎さん

僕の飲んでいる薬が多剤処方なのか、適切なのかどうかは、何を調べればわかるんだろう?

それぞれの薬の副作用にはどんなものがあるんだろう?僕は疲れやすいし、口が渇くし、便秘にもずっと悩んでいる……副作用なのかな?

僕の症状とこれらの薬はどんなふうに関係しているんだろう?

そこで、太郎さんはこんな方法で自分の薬を調べてみることにしました

●**本書の次の見開き(p12〜13)で調べて、自分の薬の一覧を作りました。**

●**本で調べてみました** 『こころの治療薬ハンドブック』(星和書店)を使いました。

●**インターネットで検索しました**

・検索する時、「診断名」や「薬の名前」だけを入れると、「向精神薬のメリットや安全性だけを強調するサイトに誘導されがちだから要注意!」と、経験者から教えてもらいました。このため、下の例のように、薬の名前の後に必ず「最大用量」「副作用」「離脱症状」「依存性」などのキーワードをプラスして検索し、リスクについての情報を探せるように意識しました。

🔍 メイラックス　減薬　離脱症状

・医師のコメントだけではなく、使用上の注意や警告、仕様など重要な情報を記載した、薬の「添付文書」も確認しました。

【僕が参考にしたサイト】
・日経メディカル　処方薬辞典　https://medical.nikkeibp.co.jp/inc/all/drugdic/
・断薬.com　断薬体験談　https://danyaku.com/report/
・おくすり110番　http://www.jah.ne.jp/~kako/
・PMDA 独立行政法人　医薬品医療機器総合機構　https://www.pmda.go.jp/

❸ 向精神薬一覧 で、自分の薬を確認してみよう

読者のみなさんが服薬している薬を調べる時のために、主な向精神薬（抗精神病薬・抗うつ薬・睡眠薬・抗不安薬）について、書籍・インターネット・添付文書などの情報を一覧表にしてみました。2022年3月時点で販売されている薬のみを掲載しています。1日の最大用量、用量の等価換算、半減期を網羅した情報はなく、この一覧は複数の情報源から寄せ集めたもので、統一された正確さに欠け、十分とはいえません。しかし、これが一般の人が得られる情報の限界と考え、あえて掲載することにしました。このため、自分の薬について調べる時は、この一覧はあくまで大まかな状況を知るための参考とし、個別の状況に照らした正確な情報は、薬剤師に確認したり添付文書を参照したりして入手してください。

各項目の解説

商品名・薬剤名	1日の最大用量	用量の等価換算	半減期★
薬の名称には、薬の中の有効成分を示す「一般名」と企業が決めた「商品名」があります。同じ成分の薬が別の製薬会社から違う商品として販売されることもあります。ジェネリック医薬品の多くは「一般名（＋企業名）」で販売されます。	個別の状況にかかわらず、1日に処方できる最大用量を記載しています。薬剤によっては、診断名、年齢、体重などにより最大用量が異なる場合もあります。	種類ごとに基準となる薬を決め、その薬に換算した場合の量です※。ベンゾジアゼピンの場合、世界基準と日本の換算値が異なる薬もあります。どちらが正しいかは不明です。	薬が体内に入って、その血中濃度が半分になるまでの時間です。ただし、複数の情報源から集めた数値で、データによって計測方法や対象者、表記方法が異なる可能性があり、条件が統一された情報ではありません。

※用量の等価換算の数値（日本）に関しては、（社）日本精神科評価尺度研究会「向精神薬の等価換算」稲田俊也氏＆稲垣 中氏を使用。

抗精神病薬

分類	主な商品名	一般名	1日の最大用量 (mg)	用量の等価換算 (mg)	半減期 (時間)
非定型抗精神病薬	エビリファイ	アリピプラゾール	30	4	61
	ジプレキサ	オランザピン	20	2.5	33
	セロクエル	クエチアピン	750	66	3〜4
	クロザリル	クロザピン	600	50	6〜26
	ロナセン	ブロナンセリン	20	4	10.7〜16.2
	ルーラン	ペロスピロン	48	8	5〜8
	リスパダール	リスペリドン	12	1	22
	インヴェガ	パリペリドン	12	1.5	20〜23
	シクレスト	アセナピン	20	4	17
	レキサルティ	ブレクスピプラゾール	2	データなし	60
	ラツーダ	ルラシドン	80	データなし	22
定型抗精神病薬	ホーリット	オキシペルチン	300	80	データなし
	クロフェクトン	クロカプラミン	150	40	46
	ウインタミン　コントミン	クロルプロマジン	450	100	6〜24
	スピロピタン	スピペロン	4.5	1	データなし
	セレネース	ハロペリドール	6	2	24.1
	フルメジン	フルフェナジン	10	2	14.7
	ニューレプチル	プロペリシアジン	60	20	12
	ピーゼットシー　トリラホン	ペルフェナジン	48	10	8〜12
	ヒルナミン　レボトミン	レボメプロマジン	200	100	15
	プロムペリドール	ブロムペリドール	36	2	20.2〜30
	トロペロン	チミペロン	12	1.3	5.9
ベンザミド系抗精神病薬	ドグマチール　アビリット	スルピリド	1200	200	6〜8
イノミジベンジル系抗精神病薬	クレミン	モサプラミン	300	33	15

抗精神病薬の等価換算は、クロルプロマジン100mgと同程度の薬理作用をもつ薬剤量を目安として示しています（クロルプロマジン換算）。
吉田病院 クロルプロマジン等価換算表　http://www.yoshida-hospital.org/antipsychotics/doc/q.html

抗うつ薬

分類	主な商品名	一般名	1日の最大用量 (mg)	用量の等価換算 (mg)	半減期 (時間)
SSRI	レクサプロ	エスシタロプラム	20	20	24.6～27.7
	デプロメール ルボックス	フルボキサミン	150	150	8.9
	パキシル	パロキセチン	50	40	14
	パキシルCR	パロキセチン	50	50	13
	ジェイゾロフト	セルトラリン	100	100	22～24
SNRI	サインバルタ	デュロキセチン	60	30	10.6
	トレドミン	ミルナシプラン	100	100	8.2
	イフェクサーSR	ベンラファキシン	225	150	9.3
NaSSA	レメロン リフレックス	ミルタザピン	45	30	32
三環系	トリプタノール	アミトリプチリン	300	150	10～50
	イミドール トフラニール	イミプラミン	300	150	9～20
	アナフラニール	クロミプラミン	225	120	21
	ノリトレン	ノルトリプチン	150	75	26.7±8.5
	プロチアデン	ドスレピン	150	150	11.1
	アモキサン	アモキサピン	300	150	8
	スルモンチール	トリミプラミン	300	150	13
四環系	ルジオミール	マプロチリン	75	150	46
	テトラミド	ミアンセリン	60	60	18
その他	ドグマチール	スルピリド	600	300	8
	デジレル レスリン	トラゾドン	200	300	6～7

抗うつ薬の等価換算はイミプラミン150mgと同程度の薬理作用をもつ薬剤量を目安として示しています（イミプラミン換算）。
吉田病院 イミプラミン等価換算表　http://www.yoshida-hospital.org/antidepressant/doc/q.html

ベンゾジアゼピン系の薬

分類	主な商品名	一般名	1日の最大用量 (mg)	用量の等価換算 (mg) 世界基準	日本	半減期 (時間) [活性代謝物]※
抗不安薬	セルシン ホリゾン	ジアゼパム	15	5	5	20～100 [36～200]
	ソラナックス コンスタン	アルプラゾラム	2.4	0.25	0.8	6～12
	デパス エチゾラム	エチゾラム	3	データなし	1.5	6
	セレナール	オキサゾラム	20	データなし	20	24
	セパゾン	クロキサゾラム	12	データなし	1.5	16
	リーゼ	クロチアゼパム	30	データなし	10	6
	メンドン	クロラゼプ酸	30	7.5	7.5	[36～200]
	コントール バランス	クロルジアゼポキシド	60	12.5	10	5～30 [36～200]
	グランダキシン	トフィソパム	150	データなし	125	0.8
	エリスパン	フルジアゼパム	0.75	データなし	0.5	23
	コレミナール	フルタゾラム	12	データなし	3.5	3.5
	レスタス	フルトプラゼパム	4	データなし	1.67	[190]
	レキソタン セニラン	ブロマゼパム	15	2.5-3	2.5	10～20
	メレックス	メキサゾラム	3	データなし	1.67	60～150
	レスミット	メダゼパム	30	5	10	36～200
	メイラックス	ロフラゼプ酸	2	データなし	1.67	122
	ワイパックス	ロラゼパム	3	0.5	1.2	10～20
睡眠薬	ルネスタ◆	エスゾピクロン	3	1.5	5	6（高齢者は9）
	ユーロジン	エスタゾラム	4	0.5-1	2	10～24
	ドラール◆	クアゼパム	30	10	15	25～100
	アモバン◆	ゾピクロン	10	7.5	7.5	5～6
	マイスリー◆	ゾルピデム	10	10	10	2
	ハルシオン	トリアゾラム	0.5	0.25	0.25	2
	ベンザリン ネルボン	ニトラゼパム	10	5	5	15～38
	ソメリン	ハロキサゾラム	10	データなし	5	42～160
	サイレース	フルニトラゼパム	2	0.5	1	18～26 [36～200]
	ダルメート	フルラゼパム	30	7.5-15	15	[40～250]
	レンドルミン	ブロチゾラム	0.25	データなし	0.25	7
	リスミー	リルマザホン	2	データなし	2	10.5
	エバミール ロラメット	ロルメタゼパム	2	0.5-1	1	10～20
抗痙攣薬	リボトリール ランドセン	クロナゼパム	6	0.25	0.25	18～50
	マイスタン	クロバザム	30	10	10	12～60

※薬物が体内で代謝されて形を変え、体内で作用し続けるもの。　◆「非ベンゾ系」と呼ばれているベンゾ系の睡眠薬。
ベンゾジアゼピンの等価換算はジアゼパム5mgと同程度の薬理作用をもつ薬剤量を目安として示しています（ジアゼパム換算）。
世界基準と日本の数値が違う部分があるので併記しています。ベンゾジアゼピン情報センター「ベンゾ一覧 ― ジアゼパム換算表」参照。
吉田病院 ジアゼパム等価換算表　http://www.yoshida-hospital.org/fuan/doc/q.html

ベンゾジアゼピン系ではない睡眠薬・抗不安薬

分類	主な商品名	一般名	1日の最大用量 (mg)	半減期 (時間) [活性代謝物]
メラトニン受容体作動薬	ロゼレム	ラメルテオン	8	1～2
オレキシン受容体拮抗薬	ベルソムラ	スボレキサント	20	10
	デエビゴ	レンボレキサント	10	50
セロトニン作動薬	セディール	タンドスピロン	60	1.1

p12～13参考書籍
『今日の治療薬2022』（南江堂）
『こころの治療薬ハンドブック 第13版』
（星和書店）

4 処方薬一覧を作って 服薬の状況を見てみよう

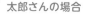

太郎さんの場合

お薬手帳を見ながら、自分の飲んでいる薬の一覧を自分で作り直してみました。薬はどう分けられるのか？ 自分の飲んでいる量は適正なのか？ どのくらいの時間効くのか？ 全体を見渡すと見えてくることがありますね……。

太郎さんが作ってみた自分の処方薬一覧

お薬手帳を見ながら、薬を種類ごとに並べて、どの種類の薬が何種類出ているか整理しました。

薬の名称はなじみのある商品名のほかに、一般名もメモしました。

薬がどんな症状に適用されるものなのか調べました。ベンゾジアゼピン系の薬や抗うつ薬の種類など、細かい分類も記録しました。

薬の分類	①薬の名前 商品名（一般名）	②適応や種類のメモ	③1日の最大用量	④自分の1日の処方量
抗精神病薬	エビリファイ（アリピプラゾール）	統合失調症、双極性障害の状態の改善	30mg	1mg（1mg×1回）
抗不安薬	セニラン（ブロマゼパム）	心身症、神経症、うつ病（ベンゾジアゼピン系）	15mg	10mg（5mg×2回）
	メイラックス（ロフラゼプ酸エチル）	不安障害、パニック障害、不安抑うつ障害（ベンゾジアゼピン系）	2mg	1mg（1mg×1回）
睡眠薬	ロゼレム（ラメルテオン）	不眠症の入眠困難の改善（メラトニン受容体に作用）	8mg	8mg（8mg×1回）
抗てんかん薬（双極性障害治療薬）	リボトリール（クロナゼパム）	神経の興奮を抑制してんかんなどによるけいれん発作を抑える（ベンゾジアゼピン系）	6mg	0.5mg（0.5mg×1回
	バルプロ酸ナトリウムSR「アメル」	脳内の神経興奮の抑制作用、てんかん、片頭痛状態などを改善	1,200mg	200mg（100mg×2回
抗うつ薬	サインバルタ（デュロキセチン）	うつ病、鬱状態の改善（SNRI）	60mg	60mg（30mg×2C）
	レクサプロ（エスシタロプラム）	うつ病、うつ状態、社会不安障害（SSRI）	20mg	10mg（10mg×1）
その他	ツムラ桃核承気湯エキス 粒	漢方、便秘薬	7.5g	7.5g
	ツムラ大承気湯エキス 粒	漢方、便秘薬	7.5g	7.5g
	ロキソプロフェン	頭痛薬	180mg	頓服

抗精神病薬、抗うつ薬、ベンゾジアゼピン系薬の量を調べる方法に、薬の種類ごとに基準を決め、1つの薬に置き換えて計算する「等価換算」があります。以下のサイトの換算表に薬の量を入れると、それぞれについて自動計算できます。
●抗精神病薬（クロルプロマジン換算）
　http://www.yoshida-hospital.org/antipsychotics/doc/q.html
●抗うつ薬（イミプラミン換算）
　http://www.yoshida-hospital.org/antidepressant/doc/q.html
　※上記2つは吉田病院のホームページで公開されているもの。換算表の元データは公益社団法人神経研究所附属晴和病院 稲田俊也氏、稲垣 中氏の換算方法。
●ベンゾジアゼピン系の薬（ジアゼパム換算）
　https://benzoinfojapan.org/basics/benzolist
　※ベンゾジアゼピン系の薬は日本と外国のデータが異なり、どの数値が正しいか結論は出ていません。上記URLは両方が掲載されているサイト。

各薬の1日の最大用量を③に、自分の処方量合計を④に記入し、2つを並べて比較してみました。

半減期と最高血中濃度を調べて書き込みました。

調べて、自分にとって特に気になった副作用をメモしておきました。

わかる範囲で、この薬を飲んでいる期間を入れました。

⑤用量の等価換算	⑥半減期（最高血中濃度到達時間・ピーク）	⑦調べて気になった副作用用のメモ	⑧服薬期間など	⑨体調のメモ
クロルプロマジン換算25mg	61時間（3.6時間）	不眠・神経過敏、アカシジア、振戦、不安、傾眠、よだれ、体重増加、CK上昇、CPK上昇	わからない	うつの波が時々くる
ジアゼパム換算20mg	20時間（1時間）	眠気、注意力、集中力 反射運動能力の低下	わからないが長く飲んでいる	便秘はずっと続いている
ジアゼパム換算2.99mg	122時間（0.8時間）	薬物依存、麻痺発作、振戦、不安、刺激興奮、呼吸抑制 舌のもつれ 筋弛緩	2004年の初診から	最初はパニック障害で受診した今はパニックはない
－	0.94時間（0.75時間）	頭痛、倦怠感、めまい、発疹 便秘、悪夢、プロラクチン上昇 麻疹、血管浮腫など	2年前に追加になった	疲れやすい、目がかすむ
ジアゼパム換算10mg	27時間（2時間）	頭痛、構音障害、性欲減退 目がかすむ、歩行異常、貧血	わからない	昼間ぼーっとすることがある
－	9.54時間（0.92時間）	傾眠、頭痛、貧血、腹痛 筋肉痛、食欲亢進、健忘、呼吸困難	わからない	
イミプラミン換算300mg	10.6時間（7～8時間）	気分高揚、不安や焦燥感の強まり 血圧上昇、頻脈、排尿困難	2004年の初診のころから	
イミプラミン換算75mg	24.7～27.7時間（4時間）	傾眠、悪心、不動性めまい 頭痛、口渇	うつがひどい時追加された?	
－	－	発疹、食欲不振、腹痛、下痢	2004年の初診のころから	
－	－	食欲不振、腹痛、下痢	5年くらい前に追加になった?	
－	2.2時間（1～1.5時間）	胃部不快感、白血球減少 急性腎障害	毎回処方されている	

気になっていた体調をメモしておきました。

15

太郎さん

僕は、この本のp12〜13の表と図書館で借りた
薬の本、そしてインターネットを使って、p14〜15の
一覧表を作りました。その気になれば必要な情報は
全て公開されているんですね。でも、情報源によって
少しずつ数字やニュアンスが違うことがありました。
調べるプロセスで、リスクを知るコツなど、色々なこ
とがわかったのが収穫です。完璧な表ではないです
が、自分なりに服薬状況がつかめた気がします。
少しずつ調べたので数日がかりでしたが、これを元
に医師や薬剤師さんに具体的に質問や相談が
できそうな気がします。

検討point1 薬の種類と処方数はどうだろう
● 統合失調症と診断されたことはないけれど、統合失調症の薬にも使われる抗精神病薬を、
　1種類処方されています。
● 抗不安薬は2種類でベンゾジアゼピン系という種類でした。睡眠薬1種類は違う種類でした。
● 抗てんかん薬は2種類処方されていて、2つとも「双極性障害の気分安定薬」という意味で
　処方されているようです。
● 抗うつ薬も2種類、SNRIとSSRIというものが処方されています。
● パーキンソン薬に分類される薬は処方されていません。
● 便秘の薬として2種類の漢方薬が出ています。

太郎さんの相談したいことメモ

◉ どの種類も2種類以内の規定通りですが、いろいろな種類が処方されています。
◉ 数年前、症状がひどかった時に2種類に増えた抗うつ剤。1年以上状態が安定して
　いる一方で、便秘や口渇などの副作用がつらいと感じています。
◉ 睡眠薬や抗不安薬を服薬していますが、日中ふらつきがあることが心配です。
◉ 今すぐに減薬したいわけではないのですが、できれば副作用から解放されたい。
　今後、薬物治療についてどんな見通しを立てたらいいのか、聞いてみたいんです。

●種類は多いですが、どの薬も単剤で1日の最大用量を超えたものはありません。

検討point3 等価換算ってなんだろう

抗精神病薬、ベンゾジアゼピン、抗うつ薬をそれぞれ基準となる1つの薬の強さに換算してみる方法です。種類の同じ薬の換算値を足すと種類ごとの量がわかりました。

● 抗精神病薬はクロルプロマジン換算で合計25mg。クロルプロマジンの1日の最大用量は450mgなので、適正値内。
● ベンゾジアゼピン系の薬はジアゼパム換算で合計32.99mg。ジアゼパムの1日の最大用量は15mgなので、はるかにオーバーしています。
● 抗うつ薬はイミプラミン換算で合計375mg。イミプラミンの1日の最大用量は 300mg なので、オーバーしています。しかも、抗うつ薬は本来単剤で使うと聞いたので、気になります。

検討point4 睡眠薬の作用時間はどうだろう

ベンゾジアゼピン系抗不安薬は2種類。セニランは中期型ですが、メイラックスは122時間と超長期型です。そのほかに、入眠用の睡眠薬が処方されています。最近はよく眠れることも多いと感じています。

検討point5 副作用は自分にはどう関係するだろう

サイトや薬の添付文書などを調べると、各薬にはかなり大変な副作用がたくさんあることがわかりました。必ずしも全部が自分に当てはまるわけではないようですが、例えば目がかすんだりまぶしさを感じたりすることなどについて、飲んでいる薬と関連付けて考えたことがなかったです。不安な気分になるのも自分の病気の症状としか考えなかったのですが……今後は副作用を意識して自分を観察してみようと思います。

検討point6　服薬期間はどうだろう

過去の全てのお薬手帳があるわけではないので不明なところも多いのですが、長いものは15年も飲み続けています。

検討point7 今の体調と薬の関係はどうだろう

いろいろ気になる症状がありますが、薬との関係はわからないので、まとめてメモに書き出してみました (p16)。

あなたのメモ　（p18〜19の表を作ってから記入するといいでしょう。）

⑥ あなたも処方薬一覧を作ってみよう

太郎さんの方法とp12〜15を参考に、自分の一覧を作ってみましょう
難しい時は支援者や薬剤師さんに相談して手伝ってもらいましょう

Point 1　どの種類の薬を何種類処方されているか把握しよう
例：抗うつ薬を2種類処方されている
（　　　　　　　　）を（　　　）種類処方されている
（　　　　　　　　）を（　　　）種類処方されている

Point 2　各薬の1日の最大用量の上限と処方量を比較しよう
例：セニランの処方量は1日の最大用量の半分
（　　　　　　　　）の処方量は1日の最大用量の（　　　）
（　　　　　　　　）の処方量は1日の最大用量の（　　　）

薬の分類	①薬の名前　商品名 (一般名)	②適応や種類のメモ	③1日の最大用量	④自分の1日の処方量
抗精神病薬				
抗不安薬				
睡眠薬				
抗うつ薬				
抗パーキンソン薬				
気分安定薬				
抗てんかん薬				
中枢神経刺激薬				
抗認知症薬				
その他				

Point 3 薬を種類ごとに等価換算してみよう

精神病薬のクロルプロマジン換算値合計は( )mg（1日の最大用量450mg）

ンゾジアゼピン系の薬のジアゼパム換算値合計は( )mg（1日の最大用量15mg）

うつ薬のイミプラミン換算値合計は( )mg（1日の最大用量300mg）

Point 5　副作用について調べておこう

今、現れているかもしれない副作用は( )

今後気をつけなければならない副作用は( )

oint 4　半減期を確認しよう（特に睡眠薬や抗不安薬）

：処方されているメイラックスの半減期は122時間で長い

方されている( )の半減期は

( )時間で( )

Point 6　各薬の服薬期間をふり返ってみよう

( )を( )ヶ月間飲み続けている

( )を( )年間飲み続けている

Point 7　気になる心身の不調について
記録しておこう

用量の等価換算	⑥半減期 （最高血中濃度到達時間・ピーク）	⑦調べて気になった 副作用のメモ	⑧服薬期間など	⑨体調のメモ

処方ルールを
知っておく

向精神薬の処方制限の制度が
厳しくなっていると聞きましたが？

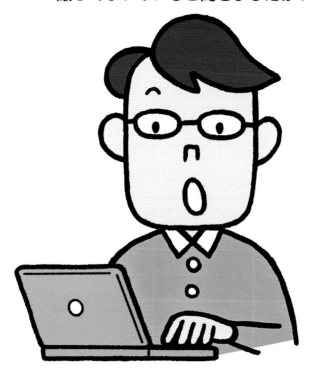

その制度による急な減薬が体調悪化を引き起こすこともあるようです

向精神薬多剤大量処方を規制するために、国は処方ルールを厳しくしました。種類が多かったり長期に投与すると、医療機関は収入を減らされます。すでに多剤処方をされている人は、薬の処方についてルールを知っておきましょう。減薬の計画や見通しを医師とよく話し合い、自分が納得した上でスタートすることが大事だと思います。

減薬を医師から提案されたのですが……

これまで薬を減らしたいと言ってもあまり応じてくれなかった医師が、なぜか減薬を提案してきました。薬を減らせるのはいいことなのですが、私の体調のためというより制度上の理由のようなのです。私の体調の回復にどのような見通しがあるのか、医師によく確認してからにしようと思います。

抗不安薬→抗精神病薬に変更で驚き!

適応障害の診断で、長くベンゾジアゼピン系の睡眠薬や抗不安薬を服薬してきました。しかし、主治医からそれらの薬に依存症や副作用があるので減らし、代わりに抗精神病薬に置き換えましょうと言われました。調べてみると、抗精神病薬はとても強そうな薬で、私は統合失調症のような状態にもなったことがないので、できれば服薬したくありません。病院を変えようか迷っています。

睡眠薬が変更になりました

先日いつものように睡眠薬ももらっている内科を受診したのですが、先生に突然、ずっと服薬してきた2種類の睡眠薬を「もう今日から出せません」と言われ、戸惑っています。薬がないと眠れなくて……仕方がないので別の病院に行くと別の「自然な眠りを誘う」睡眠薬というものに変更になりました。

医師の多くは、向精神薬の減薬経験・知識がとても少ない?!

多剤処方されていた抗精神病薬や抗不安薬などを減らしたかったので、向精神薬否定派の医師をネットでみつけて受診したところ、「一気に減らしましょう」と言われ、大半を一度に減らされました。2日後から割れるような頭痛に苦しみ、急いで元通りの服薬量にしました。多剤処方を否定していても、適切な減らし方を知っている医師かどうかはわからないので、注意が必要です。

向精神薬の減薬に関する
医療側の経済事情

処方の背後にある医療側の事情も知っておくとよいでしょう。

精神科・心療内科では、外来患者1人あたり、病院に約4,800円の報酬が入ります。

しかし、数年前から、向精神薬を多剤処方すると病院の診療報酬が減算になる（健康保険から医療機関に支払われる報酬が減る）しくみが導入され始めました。2018年4月には、それ以前と同じ報酬で、医師が患者に一回に処方できる向精神薬の種類が右の通りになりました。このルールより多く処方した場合、診療報酬は下のように減算となります※1。

2024年6月からは、医師が1回に2種類以上の抗うつ薬、または抗精神病薬を投与する場合、その必要性や副作用を患者に説明し診療報酬明細書にも記載することになりました。

医師が一回に処方できる
向精神薬の種類

❶ 抗精神病薬：2種類まで
❷ 抗うつ薬：2種類まで
❸ 抗不安薬：2種類まで
❹ 睡眠薬：2種類まで

❸抗不安薬と❹睡眠薬は
合わせて3種類まで

多く処方された薬の種類	指定医※2	指定医※2以外
❶❷	4,800円→2,750円（−2,050円）	4,650円→2,675円（−1,975円）
❸❹	4,800円→4,400円（−400円）	4,650円→4,250円（−400円）

患者の負担額は保険の種類により異なります。

※1 例外として病院の収入が減らないとされるケースは以下のとおり
● 他の医療機関で多剤処方を受けていた患者が転院してきた場合（最初の6ヶ月間は据え置き）
● 薬剤を徐々に切り替える場合（3ヶ月間は据え置き）
● 抗精神病薬と抗うつ薬に限り、14日分以内を臨時処方する場合
● 特別の研修*1を受けた医師が処方する場合（抗精神病薬と抗うつ薬に限り各3種類まで）
● 精神科以外の医師が、不安・不眠の症状に対して、ベンゾジアゼピン系で同成分の薬を同量で
　1年以上継続して処方すると、報酬は280円減算*2

*1 『不安又は不眠に係る適切な研修』（日医e-ラーニング）を受けた医師、『向精神薬の適正使用に係る研修』
　　（全日本病院協会　e-ラーニング）を修了した医師が行う場合。精神科・心療内科の助言を得て他科の医師が行っている場合などを除く
*2 2018年4月〜。てんかんに対するベンゾジアゼピン系の薬剤の処方は上記減算の対象外
※2 精神科において非自発的入院の判断ができる「精神保健指定医」のこと。

前ページの方針は、2年に1回ある診療報酬改定のたびに厳しくなりました。この「経済的誘導」により、向精神薬の多剤処方抑制のしくみは有効にはたらいているようにみえます。しかし、減算が厳しくなった2016〜2018年頃から、すでに多剤を処方されている患者さんから「医師から突然、『この薬はもう処方できなくなった』と言われた」という声があいついで聞かれました。

これから見ていくように、薬の調整は大変デリケートな治療です。処方を調整するにしても、ただやみくもに減らせばいい、というものではありません。特に薬の種類や量の急な変更には大きなリスクがあると思われます。

しかし、病院や医師によっては「収入が減ると困る」という理由で、患者の病状を考慮せず、急な減・断薬を促す医師もいるようです。以前は、「飲み続けなければ必ず再発する」と多剤処方していた医師が、突然減・断薬を促すような態度に出た場合、注意が必要です。

処方ができるのは医師だけなので、「上手につき合う」「うまく利用する」

このようなしくみに対する反応は、病院の規模や経営姿勢によっても、医師によっても様々です。前述のように多剤処方抑制の経済的誘導にのせられ急進的になる医師や、それにはあまり左右されずに、従来通りの多剤処方を続ける医師もいれば、患者の状態を第一に考え、患者本人に必要な薬を柔軟に調整しながら処方する良心的な医師もいます。

信頼できて相性が合う医師に出会うのは難しいのが現状です。しかし、薬を処方できる立場の人は医師しかいません。医師に「おまかせする」のではなく、主体的に「サービスを上手に利用する」「うまく使う」という意識をもつとよいかもしれません。

減薬したい薬でも、手元には少し多めに持っておこう

服薬は、医師の処方通りにすることが大原則です。しかし、一気断薬や早すぎる減薬による離脱症状の出現（p36〜37）を考えると、「いままで飲んでいた薬が突然全くなくなってしまうこと」は、患者にとって大変危険なリスクをはらんでいます。昨今は、災害などの事情で薬が入手できなくなることもあり得ます。そのため、あなたが「この医師には、わたしの薬の調整は難しそうだ」と感じたら、まずは、突然薬を減らされないように、ひとまず「従来通りの処方を継続してほしい」と強く希望したほうがいいでしょう。減らしたい薬でも、手元には念のため、少し余分にもっておく方がよいのです。特に、精神科では2日連続して受診することを拒否する医師もいます。もし、薬を急に減らしてあなたの体調が急激に悪化しても、薬を入手できるのは翌週になる可能性があるので注意が必要です。

これまでの経過を
ふり返る

いつどんなふうに薬が
増えていったのでしょう?

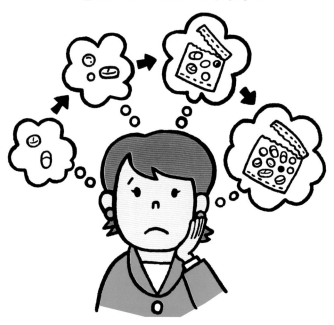

思い返してみると、病院を変えるたびに体調が少しずつ悪くなりました

下のように推移してきました。

不眠や不安などの症状で精神科初診 ➤ 服薬を開始 ➤ 一時的に症状が安定 ⋯⋯

➤ 2〜3週間で再び悪化(耐性がついた可能性も?) ➤ 処方薬の増加や変更 ⋯⋯

➤ 症状悪化 ➤ 別の病院に転院 ➤ 医師が変わり診断名が変更 ⋯⋯

➤ 処方薬の増加や変更 ➤ 徐々に多剤大量処方となり、日常生活の不具合が固定化⋯⋯

変更と追加を繰り返して薬が増加 （41歳・男性・2017年断薬）

初診でパニック障害と診断されました。処方された薬は、最初はすごく効果があり、楽になりましたが、すぐ効かなくなりました。それからは5年間で6〜7人の医師にかかり、どんどん薬が変わり、増えていきました。薬を飲み続けましたが、体調は悪化し、40kg台までやせ細り、頭痛やめまい、頻尿などに悩みました。

26年間効果はなく副作用だけ （51歳・男性・2016年断薬）

最初はうつ病の診断でしたが、抗うつ剤を服薬したら躁状態となりました。病院を転院すると統合失調症に診断名が変わり、様々な抗精神病薬を26年間も飲み続けました。口渇、ふらつき、便秘などたくさんの副作用に悩まされましたが、肝心の「薬の効果」はないと感じるようになり、自分で断薬しました。

「心の風邪」が12年間 （36歳・女性・2014年断薬）

大学時代、アルバイトが忙しく眠れないので「『心の風邪』かな」と気軽に精神科クリニックを受診、適応障害の診断でした。初診から抗うつ薬、抗不安薬、睡眠薬が処方され、どんどん状態が悪くなり薬も増えていきました。19歳から30歳まで約12年間薬を飲み続け、人格障害などの診断名もつき、暴力的になり、どん底を体験しました。医師に相談しながら、約10ヶ月かけて断薬しました。比較的早いペースの減薬だったためか10年後の現在も体の痛みなどが残っています。

⌒ やってみよう！ ⌒

今までの経過を思い出し、「マイカルテ」を作ろう！

向精神薬を飲むまで、または飲んでから、いつ、どんなことがありましたか？
薬の変更の経緯について思い出し、書き出してみましょう。

年月（歳）	状態	医療機関（医師）	診断名	服薬した薬

食生活を見直す

メンタルの不調には食生活が大きく影響していると知りました

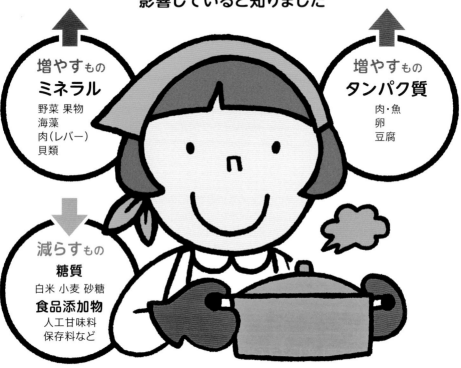

増やすもの
ミネラル
野菜 果物
海藻
肉(レバー)
貝類

増やすもの
タンパク質
肉・魚
卵
豆腐

減らすもの
糖質
白米 小麦 砂糖
食品添加物
人工甘味料
保存料など

経験者からの提案で、半信半疑でしたが、まず食生活から変えてみました

メンタルの不調に関係する脳内の神経伝達物質は、食べ物の栄養をもとに作られているそうです。栄養バランスを整えることで腸の状態を良くすると、次第に体調がよくなり薬も減らしやすくなります。自分はどんな栄養素が不足しているのか、どのような食べ方をすればいいのか、毎日の食生活を見直すことで減薬がだいぶ楽になりました。

経験者が行った食生活の工夫

●お菓子とジュースをやめました
炭水化物や砂糖を使ったお菓子類は血糖値を急に上げるそうです。上がった血糖値は30分から1時間ぐらいで下がるようですが、その時に実はとても怒りっぽくなったり急に眠くなったりしていました。お菓子をやめただけで、夕方眠くなったり集中力が低下することが減りました。

●小麦粉を使ったパンやパスタを控えています
便秘がちでお腹の膨満感などが強かったのですが、もしかしたら小麦アレルギーによる腸の炎症があるかもしれないと、一時的にパンやパスタなど小麦製品をやめグルテンフリー食生活に変えてみたところ、2週間ほどでお腹の調子がすっかり良くなり、減薬中のイライラや不安も減りました。

●糖質を減らしタンパク質中心の食生活に変更
ご飯やパンなどを減らし、その代わりに肉、魚、卵、豆腐などのタンパク質をたっぷり摂る、おかず多めの食生活に変えました。海藻、葉野菜やキノコもよく食べます。

●よく噛んで食べる
よく噛むことは腸にも脳にも良いと聞いたので、見た目はちょっと変ですが、お箸をおいて、すぐ飲み込まず、口の中で30回くらい食べ物がドロドロになるまで噛んで食べる習慣をつけたところ、胃腸の調子がよくなり便秘も治りました。

●コーヒーをやめました
カフェインを飲むと交感神経が興奮するそうですが、交感神経の興奮は消化吸収のためによくないそうです。またコーヒーに砂糖を入れるのが好きだったので、それも一緒にやめることにしたところ、緊張やイライラ、不眠も治りました。

●プロテインを飲む
タンパク質を肉や魚から取るのは大変なのでプロテインを一日2回飲むようにしています。コンビニでゆで卵も買ってよく食べています。

●ミネラル補給にだし粉入り味噌汁
ミネラル、特に鉄分を補うために、イワシなどの出汁粉を使った味噌汁や、乾燥小魚をおやつにポリポリ食べています。割れやすかった爪が硬くなり、生理痛が楽になった気がします。氷をガリガリ噛みたいというおかしな衝動もなくなって驚きました。

自分の体の基本情報をもう一度確認しよう

前ページ下の3例のように、そもそも、精神的な原因からくる症状と思っていた具合の悪さは、
もしかすると体のどこかが悪くて起こっているのかもしれません。
薬の問題以前に、一度しっかり体の検査をして、その可能性を確認することも意外と重要なのです。

●検査・測定結果はどうですか？

項目	有無または数値	備考
平均体温	度	
貧血の有無※	有 ・ 無	
血圧の状況	mmHg ／ mmHg	
アレルギーの有無	有（ ） ・ 無	

※貧血を調べる時、一般に行われている末梢血液検査（赤血球数、ヘモグロビン、ヘマトクリット値など）
だけでは十分でないことがあります。
血清鉄、血清フェリチン（鉄と結合するたんぱく質）、総鉄結合能（TIBC）または不飽和鉄結合能（UIBC）
を測定することで、鉄やたんぱく質の不足によって生じる貧血を調べることが可能です。

●どんな食生活をしていますか？

食事	時間	メニュー	ミネラル	タンパク質
朝				
昼				
夜				
間食				

●排便はどうですか？

回数	便の状態

●どんな運動を意識して行っていますか？

運動の種類	頻度	時間	心拍数	体の調子

●最近の体重の増減はどうですか？

●体のことで気になることを書き出してみましょう

(やってみよう！)

減薬準備リストを作ってみよう

項目	準備したいこと・工夫できそうなこと
食事 ※1	
運動 ※2	
身体の検査	
家族関係	
環境調整	
趣味や役割 ※3	

※1　食生活を見直し、必要な栄養を十分に摂りましょう (P26参照)

※2　ウォーキング、ヨガ、寝た姿勢でできるストレッチなど

※3　絵画や手芸、音楽、料理など文化的な趣味や体験など

慎重な
減薬計画を立てる

「ゆっくり減らす」って
具体的にはどんな方法とペースなのでしょう?

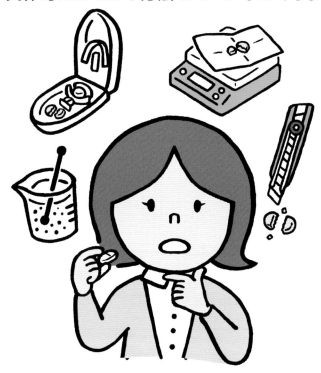

わずかな減薬で体調が変化することもあり、減薬は1種類ずつ慎重に進めます

減薬にはP32-33で紹介する漸減法や隔日法があります。医師があなたに合った方法を選び伴走してくれることが理想です。しかし減薬に関心のある医師でも薬の最小単位を、1剤の2/1~4/1と考えている場合が多く、もっと微量の減薬で離脱症状が出る場合もあります。減薬開始時に自分の薬に関する感覚をよく確認して、医師に伝える慎重さが大切です。

経験者による減薬体験の色々

隔日法　医師の指示のもと週に一度の減薬からスタート

抗うつ薬と睡眠薬を長年服薬していました。減薬を支援する医師のもと隔日法で減薬しています。睡眠を確保した方がいいという判断で、まず抗うつ剤を週1回金曜日に4/1にすることから始め、その後減らす日を週2回、3回と徐々に増やし、ステイ★しながら抗うつ薬を断薬するのに1年かけました。現在は最後に残った睡眠薬を隔日法で減薬中です。

漸減法　医師の支援と体験者のアドバイスをもとに水溶液減薬

理解ある医師のもとで減薬中に、断薬体験者から「特にリボトリールという薬は強力で非常に微量ずつの減薬が必要」とアドバイスされたので、最後に残し水溶液減薬をしました。100mlの水に錠剤を入れてかくはんし、シリンジで水溶液を1mgずつ減らす方法です。1剤の減薬に2年もかけたせいか、今は元気です。

漸減法　無関心な医師のもとカッターで削り慎重に減薬

抗不安薬の減薬の相談をしても「やるなら勝手に」というタイプの医師。自分で体験者の情報を収集し、最初は指で4/1ずつ割り3錠から2錠までは適当なペースで進めました。微量になるほど離脱症状が強くなったので精密秤を買い、カッターで0.1~0.05gと微量単位で薬を削り約3年間で断薬しました。

漸減法　医師が4/1ずつ減薬するように処方してくれました

うつ病とパニック障害の診断でしたが、医師が抗うつ薬のトレドミン100mgを4/1ずつ4ヶ月で断薬。その後、線維筋痛症のための鎮痛剤も断薬。体調の安定を確認し、リボトリール1mgも4/1ずつ8ヶ月で断薬しました。早いペースでしたが私は大丈夫でした。

漸減法　医師と薬局の協力により自分の薬さじで減薬

睡眠薬の血中濃度の変化に敏感な体質で、少量でも減薬すると頭痛や不安感、関節痛などの離脱症状がでます。このため医師が薬局に薬の粉砕をオーダしてくれています。薬さじという小さなさじを購入し、粉薬を減らす量をその日の体調に合わせ自分で微妙に調整しています。全ての断薬には3年程度かかる計算です。

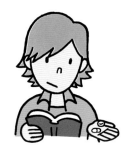

知っておきたい
2つの計画的減薬法

減薬する薬の量を決めて、毎日一定量を微量ずつ減薬
★減薬量は2〜4週間ごとに体調を見ながら検討し調整

	日	月	火	水	木	金	土	1週間の合計
0週間目	2	2	2	2	2	2	2	14
1週間目	1.96	1.96	1.96	1.96	1.96	1.96	1.96	13.72
2週間目	1.96	1.96	1.96	1.96	1.96	1.96	1.96	13.72
3週間目	1.92	1.92	1.92	1.92	1.92	1.92	1.92	13.44
4週間目	1.92	1.92	1.92	1.92	1.92	1.92	1.92	13.44
5週間目	1.88	1.88	1.88	1.88	1.88	1.88	1.88	13.16
6週間目	1.88	1.88	1.88	1.88	1.88	1.88	1.88	13.16
7週間目	1.84	1.84	1.84	1.84	1.84	1.84	1.84	12.88
8週間目	1.84	1.84	1.84	1.84	1.84	1.84	1.84	12.88
9週間目	1.8	1.8	1.8	1.8	1.8	1.8	1.8	12.6
10週間目	1.8	1.8	1.8	1.8	1.8	1.8	1.8	12.6
11週間目	1.76	1.76	1.76	1.76	1.76	1.76	1.76	12.32
12週間目	1.76	1.76	1.76	1.76	1.76	1.76	1.76	12.32
13週間目	1.72	1.72	1.72	1.72	1.72	1.72	1.72	12.04
14週間目	1.72	1.72	1.72	1.72	1.72	1.72	1.72	12.04
15週間の合計	27.76	27.76	27.76	27.76	27.76	27.76	27.76	194.32

漸減法の計画例（15週間）

セニラン2mgを2週間ごとに0.04mg（総量の2％）ずつ減薬し減薬量を増やしていった場合の14目目の状態
（もしこのペースで続けられれば100週間で断薬できる）
　減薬前の総服薬量210mg → 15週間経過後の総服薬量194.32mg

●向いている人
・向精神薬の血中濃度の変化に敏感な体質の人
・自分の感覚で微調整したい人

●向いている薬
・細粒があったり、分割や粉砕がしやすい薬
・長期服薬しているベンゾジアゼピン系薬

●良い点
ごく微量ずつ自分のペースで減薬できる
粉砕してもらうと自分で薬さじで減薬できる

●難しい点
自分で行う場合、計量や準備が大変

減薬については、担当医師の理解や協力の有無、ライフスタイル、体質、薬の種類などによっても個人差がありますが、ゆっくり減薬する場合の方法として「漸減法」と「隔日法」の2つの方法を知っておきましょう。

どちらを選んでも離脱症状らしき不調が出た場合などは自分の体調に合わせてステイしたり、ペースを変えたり柔軟にできますが、まず基本計画を決めておくことが大事です。

隔日法

減薬する日を決めて特定の日だけ減薬し、減薬日を徐々に増やす
★減薬日は2〜4週間ごとに体調を見ながら検討し調整

	日	月	火	水	木	金	土	1週間の合計
0週間目	2	2	2	2	2	2	2	14
1週間目	2	2	2	2	2	2	1.75	13.75
2週間目	2	2	2	2	2	2	1.75	13.75
3週間目	2	2	2	1.75	2	2	1.75	13.5
4週間目	2	2	2	1.75	2	2	1.75	13.5
5週間目	2	1.75	2	1.75	2	2	1.75	13.25
6週間目	2	1.75	2	1.75	2	2	1.75	13.25
7週間目	2	1.75	2	1.75	1.75	2	1.75	13
8週間目	2	1.75	2	1.75	1.75	2	1.75	13
9週間目	2	1.75	2	1.75	1.75	1.75	1.75	12.75
10週間目	2	1.75	2	1.75	1.75	1.75	1.75	12.75
11週間目	2	1.75	1.75	1.75	1.75	1.75	1.75	12.5
12週間目	2	1.75	1.75	1.75	1.75	1.75	1.75	12.5
13週間目	1.75	1.75	1.75	1.75	1.75	1.75	1.75	12.25
14週間目	1.75	1.75	1.75	1.75	1.75	1.75	1.75	12.25
15週間の合計	29.5	27.5	29	27	28	28.5	26.5	196

隔日法の計画例（15週間）

セニラン2mgを最初は1週間に1日だけ8分の1減薬し、2週間に一度減薬日を増やしていった場合の15週目の状態。
（もしこのペースで続けられれば約92週間で断薬できる）
減薬前の総服薬量210mg → 15週間経過後の総服薬量196mg

●向いている人
・向精神薬の血中濃度の変化にあまり影響されない人
・仕事など自分のライフスタイルに合わせて減薬したい人

●向いている薬
・カプセルの薬やリーマス、バルプロ酸など分割できない薬や、血中濃度などが急上昇する薬を減薬する場合

●良い点
毎日ではないので生活リズムによる調整がしやすい

●難しい点
一回の減薬量が漸減法と比較して多い

「減薬記録」をつけておこう

減薬は ●計画的に ●ゆっくりと
行う人の方が回復後の状態がよいという傾向があるようです。
減薬がうまくいっている人には、記録をつけている人も多くいます。
明子さんはこのように記録をつけてみました。
この書き方なら、医師や薬剤師、協力者に相談する時も役立ちそうです。
先のスケジュールを細かく決めすぎてしまうと、予定通りに進まないなどプレッシャーになる
こともあるようです。

漸減法で減薬中の明子さんの記録

減薬する薬と減らし方は、こうすることにしました。
減薬する薬　　グランダキシン　1錠 (50mg)
減らし方　　　カッターで削り、精密ばかりで測る
減らすペース (予定)　1週間に2%ずつ

予定日は決めますが、実行は体調を見ながら柔軟にしています。
減らす日 (予定)　　毎週月曜日
予定がずれた時は、どんどん書き換えています。

	日	1	2	3	4	5	6	7	8	9	10	11	12	13
	曜日	月	火	水	木	金	土	日	月	火	水	木	金	土
減薬する薬	グランダキシン 50mg	49mg (2%減) →							48mg (4%減) →					
	減薬予定日	●							●					
	減薬実行日	★							★					
離脱症状の記録	耳なりの大きさ	8	8	7	7	6	4	2	9	8	7	7	8	7
	頭痛	×							×					
	目の痛み・まぶしさ	×	×	△		△	△				△	×		
	生理痛								△	△	×	×	×	△
	便秘	○				○			○	○				
気候 気圧		暑		低	低									
ライフイベント								散歩	散歩	散歩	散歩	散歩		
診察日						診察								
医師に伝えること		予定通りに2%≒1mgの減薬ができて1週間を無事過ごした							予定通りに2%≒1mgの減薬ができて1週間を無事過ごし					

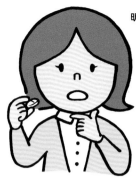

明子さん

明子さんの場合

私は不安障害で、リボトリールとグランダキシンの
2剤を2年間服薬してきましたが、
目の痛みや便秘などの副作用に悩んで、減薬を決意
しました。
まず、薬としては「弱め」と言われるグランダキシン
を漸減法で減らすことにしました。

継続してチェックしたい自分の身体状況を5つ決め、以下のように記録
しています。
・耳鳴りの大きさ　　　最も大きく感じるのを10として、10段階で
・頭痛　　　　　　　　×(痛い)　と　△(まあまあ)
・目の痛み・まぶしさ　×(痛い・まぶしい)　と　△(まあまあ)
・生理痛　　　　　　　×(つらい)　と　△(まあまあ)
・便秘　　　　　　　　○(排便あり)
また、生活環境や起こったこと・やったことなどをメモしています。

毎診察日に、先生と薬剤師さんに記録した表を
見せることにしています。
　診察日の前に、先生に伝えたいことはスマー
トフォンにメモし、整理します。
　この表で、減薬時に感じた離脱症状などが
整理して伝えやすくなりました。
　減薬で良くなったことも忘れずに伝えると、
応援してもらいやすいようです。

	16	17	18	19	20	21	22	23	24	25	26	27	28	29	30	31	1	2	3	4
	火	水	木	金	土	日	月	火	水	木	金	土	日	月	火	水	木	金	土	日
	→ 47mg(6%減)								→ 46mg(8%減)											
									●						●					
		★									★									
	3	2	10	9	9	8	7	6	7	5	3	8	7	7	6	6	3	8	8	5
	×			△			×	×			×					×	×	×	×	×
									×		×			×	×	×	×	×	×	×
			○				○	○					○				○			
							低		低	低					低	低	低			
			患者会				散歩	散歩		買い物										
				診察														診察		

毎週散歩ができた
患者会に行くことができた
予定は体調が悪く2日間延長した

低気圧のためか、頭痛がひどく
2日予定がおくれた

体調が悪いのでしばらく46mg
でステイ★しようと思う

CAUTION !!! 一気断薬の危険

無計画に減・断薬したり、何かの理由で
薬が入手できなくなる場合も含め、一気に減・断薬することで、
以下のような結果が起こることがあるようです。注意が必要です。

お医者さんが書いた減薬を勧める本を読んで
医師が書いた向精神薬の問題点が強く指摘されている本を読んで急に恐ろしくなり、
ベンゾジアゼピン系の薬を自分で勝手に数日でやめてしまいました。2週間後にあまり
に体調が悪くなったので再服薬しましたが、元と同じ量を飲んでも効き目がなく、現在
は少しずつ減らしていますが、体調がとても悪いままです……。

薬の効能を勘違いして一気断薬
診断名は躁うつ病。気分障害の改善のために処方されているリボトリールがてんかん
の薬であることを知り、医師の誤診と勘違いして一気にやめたところ、はじめは爽快感
がありましたが、半年後に躁状態で入院となり、2ヶ月も保護室に入れられました。

医師が変薬したことによる体調悪化
メイラックスという作用時間の長い抗不安薬を10年間服薬し、体調の悪さを訴えたと
ころ、医師は即、レスミッドという弱い薬に変えました。結果的にメイラックス2mgを
一気断薬したのに近い急減薬状態になり、変薬の2ヶ月後から激しい耳鳴りや頭痛が
始まりました。メイラックスの元の量を再服薬しましたが、効果がありません。医師は規
定量の2mg以上は処方してくれませんでした。それから3年たちますが体調が悪いまま
です。足が勝手にぐるぐる動く感覚があり、歩くことも困難です。ほぼ1日中ベッドで過
ごしています。薬の置き換えは怖いと思います。

目を開けられず、失明のような状態に
睡眠薬を飲んだ直後からまぶしさと目の痛みを感じました。眼科ではドライアイと診断。
2年後、睡眠薬の依存性を知り怖くなって服薬を中止したら、翌日から目の状態が急激に
悪化。今はわずかな光もまぶしくて目を開けられず、真っ暗な部屋で生活しています。

計画を忘れて断薬→1年後に錯乱状態

統合失調症と診断されています。最初は少しだけ減薬することにして計画を立てたのですが、薬を飲まないと爽快感があり、次第に「自分は病気ではないので薬は不要」と考えるようになってしまいました。計画を忘れて全てを一気に断薬した結果、1年後には錯乱状態のようになり、強制入院になってしまいました。

薬剤性ジストニア・ジスキネジアになった可能性

抗精神病薬と睡眠薬を自己判断で一気にやめてしまいました。その後、頭痛、吐き気、耳鳴り、頭の中が騒がしい感じ、体の痛みなど様々な症状があります。首や背中の筋肉が強ばり力が入らずうまく歩けません。舌も勝手に動いて食事や会話が辛いです。精神科医は「離脱症状は3ヶ月以上は続かないはず」といいます。他科の様々な検査でも異常なしと言われ、結局「心理的要因による身体表現性障害」と診断されましたが、実は薬剤性ジストニア・ジスキネジア★という筋肉が異常な収縮や運動を起こす病気になってしまったようです。どの科でも見放されたようで大変辛い毎日です。

自分で一気に断薬したら、気が狂いそうな発作が

抑うつ状態から統合失調症と診断され、25年間たくさんの薬を飲み続けてきました。便秘やふらつきなどでずっと苦しんできたのですが、数年前、発達障害という新しい診断名がつきました。しかし、薬は変わりません。ある時、薬を飲み忘れても体調に変化がないと感じ、多剤処方だった数種類の薬を、自分で勝手に一度に減らして断薬しました。その後5ヶ月間、世界がひっくり返るような激しい不安と、気が狂いそうな状態が毎日続きました。それは徐々に消え、2年後の今は元気になりました。

抗不安薬・睡眠薬の一気断薬で1ヶ月間全く眠れず

適応障害の診断で数年間服薬していた、睡眠薬や抗不安薬。副作用もあったため、服薬するのが嫌になり、自己判断で一気に止めたところ、その後1ヶ月近く、全く眠ることができなくなりました。今もそんなによく眠れず、体中に痛みがあります。時間が経っても痛みが治る様子はなく、だんだんひどくなっているように感じて、不安です。

薬以外の
セルフケアを試す

減薬と並行して
できることってありますか？

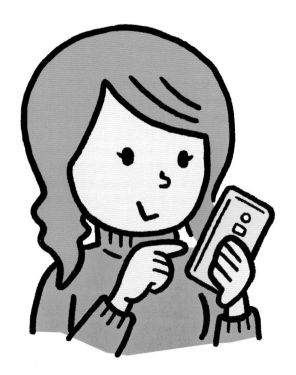

自分の体調を整えてくれるものがないか探してみます

いわゆる代替療法には、色々なものがあります。身近なものから高額なものまで‥。そして効果にもかなり個人差があります。高額で怪しいものには注意が必要です。その一方で代替療法の良い点は薬だけに集中しがちな意識を解放するのと、身体への負担が少ないものが多いことです。少し新しいことを試してみる柔軟さも減薬を助けるかもしれません。

経験者が減薬時に試しているさまざまなセルフケア

●食生活を大幅に見直しました

分子整合栄養医学（オーソモレキュラー）という考え方で自分の栄養状態を検査した結果、鉄分はフェリチンというのが大幅に不足していることがわかりました。ミネラルとタンパク質を補うために食生活を大幅に改善しました。一方で糖質は控えています。

●自分の体に触れる

「つぼトントン」という体を指でタッピングする健康法を続けています。突然の怖い出来事で気持ちが沈んだり、過去の嫌な出来事がフラッシュバックした時など、疲れた時や眠れない時などに、トントンと指で自分の体をリズミカルに軽く叩くと体が温かくなり、リラックスできます。

●ウォーキング

体調に合わせて、一日最低20分くらいは歩くようにしています。朝日を浴びながらウォーキングをすると、脳内の神経伝達物質であるセロトニンが分泌されるそうです。歩くと、自律神経のバランスが整い、心や体がリラックスした状態になり、よく眠れます。

●深呼吸

いつでも深呼吸をする癖をつけています。「4-7-8呼吸法」という呼吸法で、まず息をすべて吐き出し、そして4秒かけて息を吸って、7秒間その息を止め、8秒かけて息を吐くという方法が気に入っています。

●こんにゃく湿布

減薬を始めてから体のあちこちに痛みがあります。痛い時はこんにゃくをお湯の中にいれ、沸騰した状態から10分位煮ます。それをタオルで包んで肝臓、お腹、腎臓などその日痛いところにのせて温めます。体が温まって楽になります。

●入浴にエプソムソルト

減薬中は頭痛、肩こりに悩んでいました。マグネシウムを摂るために入浴の時にバスタブに、エプソムソルトを入れることに。マグネシウムは経皮から吸収されるそうです。マグネシウムを意識してから足がつることや頭痛が減り、筋肉が緩んだ感じがあります。

●東洋医学を取り入れる

精神科で漢方薬を処方してもらったり、鍼灸にも通っています。鍼は体の痛みや肩や首の凝りが楽になるだけでなく、離脱症状も緩和されます。時々、市販の置き鍼やお灸などを使ってセルフケアをするようになりました。

仲間を
みつける

こんなに苦しい思いをしている人が
ほかにもいるのでしょうか?

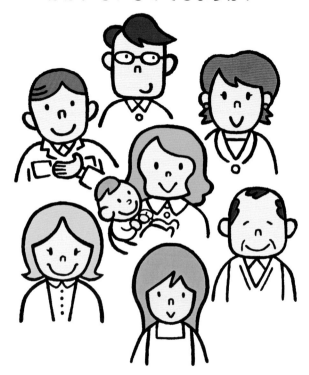

経験者の方々と会ってはじめて、リアルな情報が得られました

長い間、この体調の悪さは自分特有のものと思い込んでいました。経験者が情報交換する患者会などに参加して仲間ができて、「一人じゃないんだ」と初めて気づきました。薬の効果も副作用も個人差が大きいものですが、経験者だけがわかることも多いのです。「減薬したい」という自分の考えに共感し応援してくれる協力者の存在が心強いです。

経験者が頼りにした仲間やつながり

●インターネットの情報

・長年服薬してきましたが、自分の状態を人に話したことはありませんでした。長く服薬してきたベンゾジアゼピン系の抗不安薬や睡眠薬に疑いをもった時、インターネットで減薬や断薬に関する情報を集め始めました。初めてそこに多くの情報があることを知りました。

・減薬に関するブログをいくつも読んで、色々なことを学びました。特に参考になったのは、減薬プロセスを長く記載し続けてすでに断薬を終え、現在元気になった方が、そのままブログを残してくれているものです。回復した経験者の情報は貴重で、励みになると同時に希望でもありました。

●自助会での対話

断薬を完了しましたが、現在も様々な自助会に参加しています。自助会に出て対話を繰り返すことが、自分を支えていると思っています。

●経験者のアドバイス

1年前に断薬を完了しました。インターネット上で出会った断薬の経験者に、いつも薬の減らし方をメールで相談してきました。自分の経験を元に短いアドバイスをくれる関係でしたが、それに支えられました。

メンタルサバイバーチャンネルでは以下のような活動を行っています
※テーマ・時期・開催方法につきましては以下に随時発表します。
メンタルサバイバーチャンネルFacebook
https://www.facebook.com/mentalsurvivorchannel
お問い合わせ survivor@lamappa.jp

●メンタルダイアローグカフェ（オンラインZOOM）
●『ゆっくり減薬のトリセツ』読書会（オンラインZOOM）
●向精神薬の減薬と栄養療法研究会（オンラインZOOM）
● その他　講演会など

●『向精神薬について考える月崎時央のnote』
医師や当事者のインタビューなどを掲載しています
https://note.com/tokio_tsukizaki/

薬剤師さんに相談する

薬剤師さんって薬局で薬を渡してくれるだけの人ではないのですか?

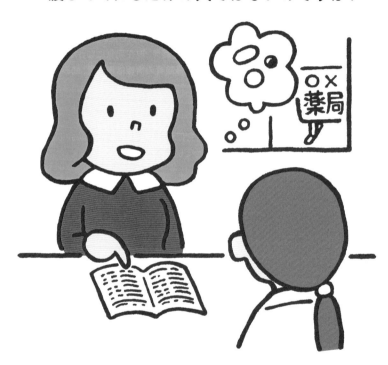

よい薬剤師さんをみつけることが、減薬の第一歩かもしれません

薬剤師さんは、薬や生活習慣について相談にのるだけでなく、処方された薬について医師に問い合わせる「疑義照会(p44参照)」ができる専門職です。私は、診察の時に先生に言えないことや減薬についても、かかりつけ薬剤師さんに相談するようにしています。

緊急時に電話で

医師の指示のもとでお薬を減らしている時、急にパニック状態が起き体調が悪くなったのに、医師と連絡がとれなかったことがありました。そこで、かかりつけの薬局に電話したのです。減らしていた薬を一時的に服薬するようにと薬剤師さんからアドバイスをもらうと落ち着きました。いつも同じ薬剤師さんとコミュニケーションをとっていたことが幸いし、危機を免れました。

相談してみました

薬剤師さんには「医師に話しにくい薬のこと」を相談してもいいということなので、思い切ってしてみました。薬剤師さんは、私の感じている副作用について一緒に考え、薬を減らしたい私の事情を理解してくれました。そして先生にどんなふうに話を切り出したらいいのかを一緒に考え、アドバイスしてくれました。信頼できる薬剤師さんをもつって大事です。

薬の粉砕をしてもらいました

薬剤師さんに薬を減らしていきたいと相談しました。医師に「錠剤だと薬が飲みにくい（嚥下が困難）」と理由を話して、薬局で錠剤を粉砕してもらうように処方箋を書いてもらうことができました。薬を少しずつ減らす時、微妙な調整ができるためとても助かりました。

疑義照会してくれました

診察室で医師と話し、薬が変更になったはずなのに、調剤薬局でいままでと同じ薬を渡されそうになりました。薬剤師さんにそのことを話すと、すぐ先生に電話をしてくれて、診察通りの薬に変更されました。先生が処方箋を間違えていたようです。遠慮せずに言ってよかったと思います。

地元の薬局に変え、薬の情報を一本化しました

精神科の病院の前にある調剤薬局で薬をもらっていましたが、自宅近くの皮膚科にも通うことになったので、地元の薬局に変えて、お薬手帳も一本化しました。自宅から近いので気軽に行けるし、各科の薬の飲み合わせなども教えてくれて、栄養指導などの相談にも乗ってくれるそうです。医師に言いにくいことも案外気軽に話せます。

「薬剤師さん」を減薬の支援者として捉え直す

薬剤師は薬の専門家、薬の適正使用を監査する役割をもつ職種です。
薬剤師に薬の相談をして減薬の味方につけましょう。
薬局を利用する際に知っておくとよいことをまとめました。

処方をする医師と調剤をする薬剤師を分ける「医薬分業制度」

薬剤師は、「薬局で薬を渡してくれる人」と思っている人も多いかもしれませんが、薬剤師の大きな役目は、その処方内容の確認、つまり決定した処方を「監査すること」です。それは医薬分業という、処方をする医師と調剤をする薬剤師を分ける制度によるものです。

国はこの医薬分業という制度で、薬局や薬剤師に対して、医薬品の適正使用や副作用の防止、さらには医療費削減の観点から多剤処方、副作用などの薬物有害事象、残薬の発生などを解消する役割を担うことを期待しています。

処方した医師に薬剤師が処方内容を確認する「疑義照会」

薬剤師が処方箋を監査した結果、「このまま調剤して薬を患者さんに渡すことは、適切ではないのでは？」という疑問や不明点が生じたら、医師に対して「疑義照会」を行い、その内容を確認した後にあらためて調剤行為に入る、という義務があります。

疑義照会の内容は、医薬品に関する情報のほか、患者さんの服薬状況や体調などから推定される医薬品の量・数の増減や、また、患者さんと医師との診察中のやり取りから、確認が必要な薬の変更や中止などもその対象となります。

精神科は多剤処方が常態化しやすい診療科

医師と患者さんには情報格差もあり、限られた診察時間の中では医師の治療方針と患者さんの意見の相違などが十分に伝えられないケースもあるでしょう。特に精神疾患の場合には、臨床検査値のような数値による処方の指標もなく、薬剤師にとっても処方箋の医薬品情報だけでは医師がどのような治療方針なのか不明なこともあるでしょう。

さらに、それぞれの薬剤師が向精神薬についてどのような考え方なのか、どの程度薬剤調製の知識や経験をもっているかは、個別に相談をしてみないとわからない側面もあります。向精神薬は多剤処方が常態化しやすく、減薬についての知識や経験はあっても、薬剤師が疑義と確信がもてない場合もあることを知っておきましょう。

信頼できる薬剤師をみつけるため、まず自分の情報や思いを伝えてみる

医師が交付する処方箋には、処方薬の名称、用法・用量以外の情報は書かれていません。このため薬剤師は、診断名・検査データ・診察内容の情報がない中、処方箋に書かれた医薬品名と処方量などから診断名や症状を推定し、患者さんから必要な情報を聞き取って確認したことと考え合わせて調剤しています。

重要なのは、処方箋の内容だけでは、患者さんの情報や医師との診察内容などが不明なままだということです。これでは、医薬品の適正使用や副作用の防止などに結び付く、その人にとって最適と思う調剤をすることは、薬剤師も難しいのです。このため、患者さんが自分の情報や思いを伝えることが大切です。

自分に合う支援をしてくれる薬剤師さんを積極的に探す

薬剤師に減薬を手伝ってもらいたい場合は、まず薬局で相談しやすそうな薬剤師を探して、患者であるあなたのほうから相談希望の意思表示をしてみましょう。

その際、この本を使って、自分の服薬している薬の種類や特徴など、最低限のことを調べて把握しておくとよいでしょう。その上で、自分の症状や生活のこと、現在困っていることなどを伝えてみましょう。相談した時の受け答えによって、医療者として親身になってくれる人かどうかなど、ある程度わかるはずです。

医師・患者・薬剤師の関係を上手に作る工夫を

「疑義照会」の対象には、患者さんに減薬の意向があり、そのことを医師に伝えたにもかかわらず処方内容が変更になっていない場合も含まれます。患者さんの希望がうまく医師に伝わっていない場合や、単に処方箋の入力ミスの場合もあるでしょう。

こうした時、減薬の希望を医師にどう伝えたらいいかなどを薬剤師にアドバイスしてもらうことができます。一方で、薬を飲みやすくしたり減らしやすくするために、薬の剤形を変えたり粉砕したりなど、薬剤師から医師に対して、相談をする方法もあります。

減薬は医師の治療方針のもとに行うことが原則です。しかし、どうしてもうまく医師と情報共有することが難しい場合には、医薬品の専門家である薬剤師に相談し、医師・患者・薬剤師の三者の関係を上手に作ることに協力してもらう工夫が有効かもしれません。

患者さんが医師に何かを伝えたい時にも、専門家である薬剤師のアドバイスを取り入れてみると、医師にも信頼感をもって聞いてもらえ、伝わりやすい可能性があります。

薬や回復について相談できる薬剤師さんをみつけよう

薬剤師は処方を監査して「減薬」を推進する立場の人であることがわかりました。しかし、向精神薬など依存性のある薬の減薬や心理面のサポートについて知識や経験があるかについては、個人差がありそうです。

このため、患者が自分から薬剤師に情報を開示して対話し、自分にあった"マイ薬剤師さん"と呼べそうな人を1人みつけるのがいいでしょう。減薬を始める準備として、まずはいくつかの薬局で数人の薬剤師さんと話してみるのもよさそうです。

「この人！」と思う人をみつけたら、「かかりつけ薬剤師・薬局制度」を使ってみてもよいかもしれません。2016年にスタートした、1つの薬局・1人の薬剤師さんに相談できる仕組みです。

かかりつけ薬剤師制度を使って依頼できること

「かかりつけ薬剤師」は、過去の服薬記録も含め、患者が他の医療機関や薬局で受け取った薬、市販薬、健康食品、サプリメントなどをまとめて把握し、薬の成分・内容の重複や、薬や食品の相互作用など、服薬の経過を一元的に、継続してチェックし、服用の注意点等をアドバイスしてくれます。

残薬が多くある場合、それを薬局に持参すれば次回の処方の相談をしてもらうことや、薬剤師が自宅に出向き薬の確認・整理・服薬指導を行うことも可能です。

夜間・休日など薬局が閉まっている時間帯でも、薬についてなら薬局からの転送または直接に電話相談ができる場合もあります。

かかりつけ薬剤師については、通常の服薬管理料の代わりに、薬局で「かかりつけ薬剤師指導料」を払います。（具体的な金額は、保険の種類などによっても異なります。薬局で相談してみてください）。

薬局がすいている時間帯に予約をして相談してみる

診察後の調剤の時間帯は薬局も混みがちです。薬剤師さんに体調や薬に関することなど少し込み入った相談をしたい場合には、調剤時とは別に電話で予約をとって相談に行くことも可能です。薬や食べ物の飲み合わせなども教えてもらえます。

医師・患者・薬剤師の新しい関係「コンコーダンス」

これまでの医師・患者・薬剤師の関係性は、医師が診断して決めた薬の処方を患者が薬局に伝え、薬剤師は処方を監査した上で適切に調剤し、患者はそれにしたがって服薬する「コンプライアンス」というものです。(P48のイメージ参照)

しかし、近年の複雑で高度化した医療では、関係する職種全員で情報共有・協働して医療を提供していくことが重要だとされています。患者も自分の病気について知識をもち、その管理に参加し、医師と患者が、合意した治療を共同作業として行う過程を意味する「コンコーダンス」という動きが始まっています。(P49のイメージ参照)

薬剤師さんの対人コミュニケーションの力を借りよう

「コンコーダンス」で行う治療の中には、当然、薬の適正使用や残薬を解消させることなども含まれます。そして、薬剤師たちは、薬の調剤だけでなく、患者さんの話を聞いたり生活指導をしたりなど、対人コミュニケーションに力を入れ始めています。こうした薬剤師の存在は、多剤処方を解消し減薬を進めたい患者さんにとって心強いものです。

なんとなく医師には言いにくいことでも、薬剤師に話してみると、処方薬のことだけでなく市販薬やサプリメント、食生活など、暮らし全体を視野に入れた相談にも応じてくれます。

まとめ

減薬を進めるために、患者が薬剤師と一緒にできそうなこと

- ■ 親身になって相談に乗ってくれる薬剤師さんを1人探そう
  制度を利用して、かかりつけ薬剤師を決めるのもよい
- ■ 相談する前に、p10〜19を参考に、自分の服薬している向精神薬の情報や
  感じている副作用などを調べてみよう
- ■ 薬剤師に診断名や診察、検査の結果、生活の状況などを伝えて
  減薬の希望について相談しよう

医師や薬剤師との関係
「指示を守る」から「ともに考える」へ

状況を知り関係を上手に作っていきましょう

医師の状況

**●医学の専門家であり
患者情報をもっている**

▶薬剤についての知識は主に学会情報や
薬剤を販売する製薬会社などから
得ている場合が多い
▶副作用や減薬時の離脱症状については
患者の要望を聞きつつも、それまでの
自身の臨床経験を優先する傾向が強い
▶向精神薬の減薬に関して、確立した手法や
臨床的にまとまったデータ・知識は少ない
▶向精神薬の減薬治療は個別性が
高いこともあり、関心や経験を
共有できる医師は少ない

薬剤師の状況

**●薬の専門家であり、医薬品全般
に関する知識は医師より多い**
**●処方薬のみならず、市販薬やサプ
リメント等に関する知識を有し、
様々な健康についての課題を
患者と話し支援しようとしている**
**●調剤のほかに、医師への疑義照
会の義務と、処方の適正化、
残薬を解消する役割をもつ**

▶処方箋以外に、患者の診断名や
検査情報などの臨床データをもっていない
▶向精神薬の減薬治療は個別性が高く
支援経験のある薬剤師は少ないが
減薬への関心は高い

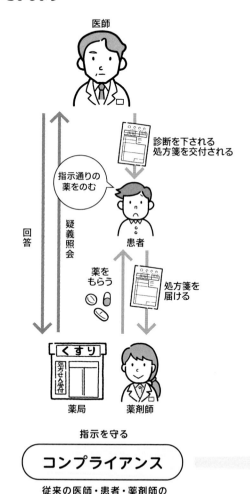

医師

診断を下される
処方箋を交付される

指示通りの
薬をのむ

回答

疑義照会

患者

薬を
もらう

処方箋を
届ける

くすり

薬局

薬剤師

指示を守る

コンプライアンス

従来の医師・患者・薬剤師の
直線型関係

左の状況を知った上で、例えばこんなやりとりで、
関係を作っていく方法もあるかもしれません。

薬剤師さんと

心臓がドキドキするのは○○薬の
副作用だと思うから減らしたいです。

そうですか。添付文書によれば、お使
いのお薬の副作用に該当項目があり
ます。さらに詳しく状況を確認し、処
方医に伝えるために、ドキドキする時
間やタイミングの記録をつけて相談
してみてはいかがですか?

後日、お医者さんと

先日、薬剤師さんに胸がドキドキすると
伝えたら、「○○薬の影響かもしれない
ので、記録をつけるように」とアドバイ
スを受けたので、やってみました。

そうですか。どれ見せてください。
なるほど……。

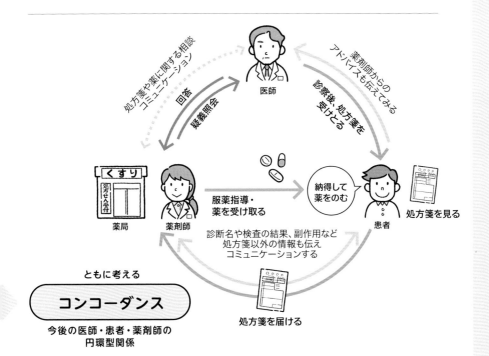

今後の医師・患者・薬剤師の
円環型関係

ともに考える
コンコーダンス

お医者さんに相談する

先生に減薬を相談しても相手にしてもらえないのではないでしょうか？

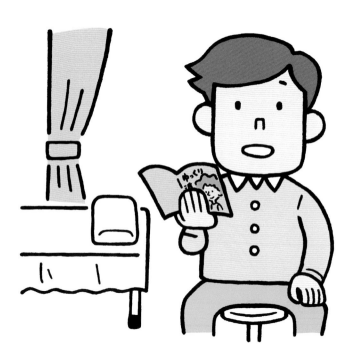

残念ながら、減薬に本気で向き合える経験豊かな医師は少数。注意が必要です

国の規制により一種の「減薬ブーム」が起きています。しかし急激な減薬にはリスクがあり、安全な減薬指導ができる医師は少ないのが現状です。薬の飲み心地について患者と対話し、その声と主体性を本気で尊重してくれる医師だけが、安心できる伴走者です。医師が一緒に減薬計画を作ろうとする人かどうか見きわめましょう。

◯ 対話が可能だった場合

●医師と二人三脚で

常に私の感覚に耳を傾け、前向きに応援してくれる医師と出会えて、2年かけて減薬し、ついに薬を全部やめることができました。その時の体調により、減薬してもあまり影響の出ない時と、強い離脱症状で耐えられない時がありました。体調の微妙な変化を医師に伝え、意見交換しながら、毎回の処方を決めていました。

●年単位の計画を共有

基本的に自分で立てた計画に基づいて減薬を進めています。以前の医師は「減らしたければ勝手にどうぞ」と冷たい感じでしたが、現在の主治医は私の計画を認めながら応援してくれます。薬に関する研究などについて話したりすることもあり、対等な対話が成立する安心感の中で、年単位の計画を確実に進めています。

●減薬でよくなった証拠を事後報告

医師に体調の悪さを伝えると、必ず薬が増えることを何度も経験してきました。このため、インターネットなどで当事者の減薬情報を見て、自分で少しずつ慎重に薬を減らしてきました。医師には「飲み忘れなどで結果的に薬を減らしたが、減らしても体調が安定し調子が良い」などと、事後報告として定期的に伝えていきました。自分主導で慎重に減薬をしながら、医師のカルテ上の記録と実際の服薬内容が食い違わないように常に伝え方に気を配り、医師との信頼関係を壊さないように工夫しました。

✕ 対話が不可能だった場合

●理解がなくて転院

主治医に「副作用があるので薬を減らしたい」と言ったら、「あなたがこの状態を保てているのはこの薬のおかげですよ。飲み続けることが大切です」と言われました。結局、減薬を支援してくれる医師を探して転院し、数年かけて減薬を続けています。

●広告としての減薬支援

「減薬を支援するクリニック」とホームページに書いてあったので、わざわざ転院して受診しましたが、薬が多少減ったのは最初の2回程度。副作用止めなどが少し整理されただけで、精神科の薬はほぼそのままでがっかりしました。

●診療報酬のための断薬

薬を減らしたいと言ったら、医師はベンゾジアゼピン系の薬の処方をその日に全てストップしてくれたのですが、翌日から激しい離脱症状に襲われ、体調を崩しました。医師は離脱症状ではないと主張。結局、3週間後に薬を元に戻しましたが、以前と同じ量を飲んでも回復せず、現在も苦しんでいます。

精神科で話すことは「治療」なのか?

精神科医が行う「治療」は心理療法ではなく、主に薬物療法です。
時間をかけて患者の話を聞いたり説明したりすることは、
初診以外ほぼありません。それはなぜでしょうか?

「できるだけ短時間で効率よく収入を得る」ための診察のしくみ「通院精神療法」

精神科や心療内科で「1回目はよく話を聞いてくれたのに、それ以降は妙にあっさり! 薬の処方だけ?」
という状況を体験する患者さんは少なくありません。それは、精神科では保険診療の料金が下表のよ
うに定められ、一人の患者さんの話を一定時間以上聞くと、時間あたりの収入が下がってしまう医療報
酬のしくみが原因なのです。

初診では60分以上話を聞いてくれるが、再診になると最短時間の5分で診療が終わる、という状況は、
治療上の判断というより、診療報酬金額に沿った経済的なシステムなのです。

初診／再診・時間	指定医※	指定医※以外
初診60分間以上	6,000円	5,500円
初診30分〜59分間	4,100円	3,900円
再診30分間以上	4,100円	3,900円
再診5分〜29分間	3,150円	2,900円

※p22参照　　　　　　　　　　　　　　患者の負担額は保険の種類により異なります。

・心的外傷に起因する症状を有する患者に対し、医師の指示を受けた公認心理師が対面による心理支援を30分以上行った場合、初回算定日の属する月から起算して2年を限度とし、月2回に限り2500円が算定される

・精神保健指定医が実施する場合に限り、過去1年以内に対面診療を行なった患者について、情報通信機器を用いて実施した場合も、通院精神療法の再診として認められる。

治療的対話ではなく処方薬決定のための情報収集

精神科医は、心理療法を使って治療する臨床心理士(いわゆるカウンセラー)とは、職種も治療に対す
る考え方も異なります。ほとんどの精神科医は「薬物療法がメインの治療法」と考えています。

そのため、初診で行われる「通院精神療法」は、いわゆる患者さんの話を聞くこと自体による心理療法
というより、薬物療法をスタートするために医師が必要と考える情報収集のことが多いようです。その
目的は「対症療法としての薬剤の決定」にあります。

初診で処方薬が決まってしまえば、再診からはそれを管理するだけなので、5分程度ですむ、というこ
とが多いのです。医師にあらためて依頼する場合は別として、通常は、初診の話の続きを医師にじっく
り聞いてもらえる機会はほとんどありません。それが精神医療の実際です。

減薬のための「医師とのコミュニケーション術」

**ゆっくり減薬を行うためには、処方権をもっている医師と、
友好的で信頼できる関係をつくれるとよいのですが……なかなか難しいもの。
どうすればよいのでしょうか?**

脳に作用し副作用・耐性・依存性をもつ向精神薬＝「対症療法」

精神科では、病状を把握する客観的な検査・指標がありません。そのため、初診時に医師が患者の話を聞き、予想した診断名を手がかりに向精神薬を処方して様子を見る「診断的処方」が行われることが多いようです。

向精神薬は多くの場合、初回はよく効いて症状が早期に緩和されます。つらい症状を一瞬で抑え込む効果は、脳神経に強く作用し、感覚を麻痺させ、つらさを感じにくくするからなのです。これは、本当につらい時の一時的な対症療法としては効果的でしょう。

向精神薬を長期服薬するリスクの説明はほとんどない

しかし向精神薬は、長く服薬するほど、様々な副作用・耐性・依存性などの影響が出ます。特に睡眠薬や抗不安薬は、約2～4週間程度で依存が形成されることが明らかにされています。

このため、服薬のスタートには本来、医師による十分な説明と、患者本人の理解と決断が必要なはずです。しかし現状は、向精神薬のリスクに関する説明はほとんどされないまま処方が始まっています。

服薬のスタート時は患者もとても具合が悪く、非常に切羽詰まった状態でしょう。しかし、医師からの適正なリスクの説明は、あまり期待できません。服薬開始の判断が、その後の人生・生活に大きく影響することを知っておき、服薬以外の選択肢を探すことも含め、慎重に決定しましょう。

処方された薬が納得できなかったら、「服薬しない」こともできる

精神科や心療内科に受診した結果、医師から病状や今後の見通しについて誠実な説明がなかったりして、診断や処方が「納得できない」「信用できない」「もうこの医師にはかかりたくない」と感じた場合、あなたは「今後はその病院に行かない」と決めるとともに、「初診で処方された薬を服薬しない」という選択もできます。

向精神薬の多くは脳に作用し、依存性もある薬で、一度服薬すると脳の判断力などにも影響が出ます。向精神薬の服薬開始は人生の重要な局面なのです。

処方箋の有効期限は4日間。あなたは、薬局に処方箋を持っていかないことも、薬を入手した後に一体どんな薬なのかをよく調べてから、服薬について慎重に検討することもできるのです。

医師に不調を訴えると、薬は増えていく

向精神薬について減薬実績のある医師は大変少数です。減薬支援や成功の実績があれば、離脱症状の多様性や複雑さを理解でき、「非常に個別性の高いデリケートな治療」として扱いますが、大多数の医師は経験をもちません。現状、国から減薬を指導されていますが、知識や経験のないまま減薬する医師もいます。不適切な減薬により患者が不調を訴えたことが「再発」とみなされ、さらに薬を増やして解決しようとする医師もいます。

一般的に、向精神薬には依存性や副作用があるものが多いためか、患者は診察のたびに不調を訴えがちです。医師はそれに応えて薬を増量したり副作用止めを追加したりします。これが常態化して、どんどん多剤処方になり、体調不良が続くこともあります。そのため、患者はしばしば転院し医師を変えますが、処方が大きく変わることでさらに脳がダメージを受ける可能性もあります。

減薬をしてみた数人の患者さんのケースでよくみられる診療室の様子を、具体的にみていきましょう。

薬がどんどん増えていくパターン

いかがですか?

はあ〜……やっぱり眠れません。
眠剤を飲んでも夜中に目が覚めてしまいます。

そうですか? ではもう少し強い眠剤を追加しましょう。

関係性の解説

患者は、毎日全く睡眠がとれないわけではなくても、最も悪い状態だけを強調して医師に伝えがちです。すると医師は、「自分の処方した薬は効かないようだ」と捉え、患者の症状や困りごとをなんとか改善するために、医師として短い診療時間内に薬の増量を計画します。

このように、診察室で医師と患者双方に、わずかないらだちや不全感などネガティブな感情が生まれています。これが繰り返されると、少しずつ薬が増え、多剤処方になりやすいのです。

いかがですか?

特にかわりません。

そうですか? ではいつものお薬を出しておきますね。

関係性の解説

医師も患者も「これは慢性的な疾患だから……」とマンネリ化した考え方で、お互いの関係性にも慣れてしまっています。

患者は、薬が増えないように、何か特別なことを訴えないようにと用心しています。また、医師は同じ薬を処方して短時間で診察をすませたいと考えています。

処方が患者さんに合っていて、状態が安定し、満足している場合にはこれでいいのです。しかし、本当は患者さんに副作用などがあり、減薬を望んでいる場合には、変化を起こすきっかけがつかみにくい状況でもあります。

減薬の準備〜診察室の雰囲気を少しでもポジティブに

では、医師とどう対話したら、減薬を適正に進められるのでしょうか。減薬の成功者に話を聞くと、医師に不調を訴えるのではなく、自分の体調を自分でよく把握し、少しでも「よくなったこと」を医師に報告することが大事なようです。医師が「この患者は回復している」と感じ、減薬実績の少ない医師でも徐々に減薬に協力してくれるようになるケースもあるようです。

そこで、減薬に取り組む時の準備として、まず自分の生活や体調の良い点・悪い点を、両方ていねいに記録してみて、診察時、医師には悪い点ではなく、良い点をあえて報告してみることをしばらく続ける、という方法がありそうです。多少なりとも回復している部分を医師に伝えることで、患者と医師との治療の関係に余裕が生まれる場合があるからです。

次ページから、ポジティブな関係が作れそうなやりとりをみていきましょう。

減薬準備のための関係調整パターン

1回目

いかがですか?

眠剤が少し効いたみたいで、毎日ではないですが眠れる日が増えています。
なんだか、ウォーキングした日は目が覚めにくいみたいです。

そうですか。軽い運動、いいですね。
じゃあ、同じお薬を出しておきますが、ウォーキングは続けてください。

2回目

いかがですか?

はい。ウォーキングのおかげか、
朝まで眠れる日が増えている気がします。

それはよかったです。

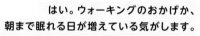

先日、一回うっかり眠剤を飲み忘れちゃったことがあったのですが、
なぜかそのまま眠れちゃいました。

そうですか。では、今回も同じお薬を出しておきますね。

いかがですか?

はい。だいぶ調子がよくなってきました!
相変わらず夜中に目が覚めることはありますが、
わりと規則正しく生活できていると思います。

そうですか。だいぶ元気になってきていますね。
よかったです。お薬は同じでいいですね。

はい。お願いします。

関係性の解説

この例では3回とも同じ処方になっていますが、医師と患者の関係性は少しずつ変化しています。
医師は、患者の回復に貢献していると感じ始めています。また、患者が回復のために工夫や努力をしていることを、医師が認めてきてもいます。お互いを尊重できるフラットな信頼関係ができつつあります。こうした対等な関係のもとで減薬を進めるとよさそうです。
医師に向精神薬の減薬に関する知識がある場合は、ここから医師とともに調整が可能かもしれません。ただし、その知識がない場合に「減薬」を提案すると、医師は一気断薬や急減薬の処方を選択してしまう危険性があります。そのため、ここは要注意。見極めが必要そうです。
しかし、こうして医師との信頼関係ができていれば、毎回同じ薬を処方してもらいながら、自分のペースで少しずつ減薬することを任されることもあります。その場合、自分で減らす量やタイミングを工夫し、医師にはその経過を事後報告している人もいます。

自分の中の
治る力を信じる

病気は先生しか治せないはず
自分でできることなんてあるのでしょうか？

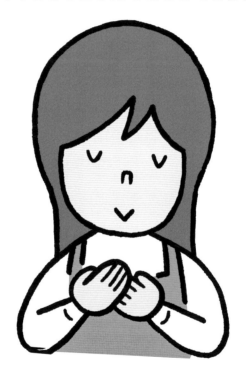

自分の中に治る力と希望があると信じられるようになりました

長引く体調の悪さに疲れ、いつしか回復をあきらめていました。でも、体調が最悪になった時に、転院した病院での医師との初診で「回復する力はあなた自身の中にあるんですよ。希望をもちましょう」と言われ、はっと気づきました。そこから「減薬」を意識したのです。

減薬経験者の「私が信じた、自分の力」

飲み心地を説明するのは私

それまでの私は、医者が薬について何も説明してくれないことをずっと怒っていました。でも実は、薬を飲んでいるのは私なので、薬の影響は私にしかわからないんです。だから説明をするのは私の方で、医師はそれを聞く側だと気づいたのです。その瞬間、これまでの全ての発想が逆転しましたね。その時、急に自分の「やる気スイッチ」が入ったのです。

体験者のブログから減薬を考える

自分の体も心もどん底までいった時、私は「自分のメンタルをなんとかしないといけない」と思うようになり、少しずつ自分自身に向き合うために、心理学の本やメンタル当事者のブログなどを読むようになりました。特に回復者のブログを読んで「自分のこの状態は心の病であり、薬では治らないのでは」と考え始め、それなら薬を減らしたいという気持ちがわいてきたのです。

自分で作った断薬計画

以前、整形外科で腰痛から回復した経験から、治療には「主体性を尊重する」ことが大切だと学んでいました。このため、私の主体性を尊重する精神科医を探したのです。そして、私はまず自分で薬のことを調べて「断薬手順プログラム」を作り、その医師に見せました。医師はそんな私の努力を認めてくれて、薬を減らす順番などをアドバイスしてくれました。医師が私に伴走してくれたので、安心して少しずつ減薬し、2年かけて断薬にこぎつけました。

愛情と希望が回復のエネルギー源

統合失調症と向精神薬による痙性斜頸という首が傾く状態になりました。自分の体調優先の生活を続けていたが、ある日、私を見る母親の身を切るような真剣な眼差しを見て、そんな思いを母にさせたくない気持ちになり、母を守れるような心身に戻していくことを決意。人への愛情や希望が生きるための大きな原動力になることに気づき、減薬と体力づくり、認知機能の改善に取り組み中です。

治る力を引き出す「患者」と「医師」のあり方

多くの減・断薬経験者と話してみると、回復にしっかり向き合い
成功に近づく患者と医師には、ある共通項があることがわかりました。

減薬に向き合う患者に共通すること

「医師が治すのではない。回復する力は患者の中にある」と信じる

減薬を支援する医師がみな、「回復力は患者さんの中にある」ということを話します。患者が主体的になり、回復のための「希望」をもつことがとても重要だと、医師たちは異口同音に語りました。また、減・断薬に成功した人たちも、自分の回復を「自分ごと」として考え始めた時から新しい道が開けていったとふり返る人が多いようです。

患者が自分の身体の声を聞き、体を整えている

薬を減らすということは、気力だけでなく体力のいる作業です。回復者のみなさんは減薬と並行して食生活を見直したり、軽い運動を行っています。特に最近は腸内を整えることの重要性が指摘されています。減薬の準備として、自身の体質の確認や体調管理、自分に合う代替療法などを調べ、体を整えてから減薬という治療に向き合う方法も有効です。

薬を適正にする過程に冷静に向き合い主体的に行動する

減薬のスタートには、「回復のために薬を減らす計画を、自分で立てる」「薬の分量と体調の関係を意識する」といった主体的な行動が必要です。また、すでに薬が入った状態でバランスをとっている自分の脳から、薬を減らしていく過程で起きるかもしれない離脱症状の存在を受け入れることや、心理的な安定を維持しやすい生活環境を整えることも重要です。

年単位でゆっくり減薬・回復する

減薬のスピード（計画や考え方も含む）や具体的なノウハウには大きな個人差があるようです。長期的な安全性を考えると、減薬は時間をかける覚悟が必要です。できるだけ年単位で、ゆるやかな計画を立て、実情に合わせて計画を柔軟に変更できるようにします。
また、孤立せず、支援者に相談しながら実行した方が、リスクが少ない傾向にあるようです。逆に、焦って断薬したり、急に減薬のペースを早めたりすることは避けた方がよいでしょう。慎重にゆっくりと減薬を行っていると、万が一激しい離脱症状が出現した場合でも、すぐに飲み直しなどでリカバーすれば大きなダメージには至らないなど、リスクも低減しやすいようです。

減・断薬を人生の目標にしない

慎重に薬の調整をしながらも、趣味や好きなことに打ち込むなど人生に希望をもち、あまり薬のことだけにとらわれすぎずに日常を送っている人の方が、ゆっくり減薬を進めやすいようです。

減薬を支援してくれる医師に共通すること

従来の診断を根本から見直す勇気をもっている

残念ながら、減薬に取り組む精神科医はまだ多いとはいえません。さらに、減薬に協力するという医師も、「必要に応じて薬は使うべき」という考え方から「ごく一部の人には必要だが、基本として薬は不要なもの」という考え方まで、向精神薬に対する考え方はグラデーションのように少しずつ異なっています。医師との相性の問題もありますが、従来の精神科の診断を見直す視点をもち、患者が「医療から卒業すること」を目指そうとしている医師なら信頼できそうです。

意思決定を患者に任せることができる

減・断薬に成功した人の主治医に共通する姿勢は、意志決定をほぼ「患者に任せている」ということです。「回復する力はあなたの自身の中にある」「希望の感覚を取り戻してもらうことが大切」「やはり自分で勉強して努力しなくては」「常に自己で選択し、決断し、その決断に自ら責任を取ること」など、表現は違いますが、「回復は医師に『してもらう』ことではなく、当事者の中にある力で『主体的に行う』もの」という見方を患者に伝えてくれる医師なら信頼できそうです。治療の主導権を患者に返還した上で、専門家としての知見や経験を使って、患者の感じ方や症状に伴走し、回復を見守る姿勢をもっているかがカギです。

離脱症状を診察した経験と理解をもつ

減・断薬に真剣に取り組む精神科医は、その過程で起こる離脱症状を深刻な問題と捉え、それに一緒に取り組む姿勢を見せていました。薬の副作用も離脱症状も、薬の種類、個人の体質などにより千差万別です。時には自殺願望などリスクの高いものもあります。減薬を支援している医師は、出現する可能性のある離脱症状について、事前に丁寧に患者に説明し、緊急事態にも連絡を取れる体制を作っています。このように患者と医師の間に信頼関係があれば、患者の不安が減り、離脱症状も軽減する傾向があります。

再発防止のための心理面の支援を行おうとする

減薬を経験した医師・患者ともに「減薬とは、単に薬を減らすということだけではない。薬を飲み始めた時に直面していた問題に、再び直面することだ」と指摘します。例えば、過去のいじめやパワハラ問題、複雑な家族関係などです。以前それらに直面して服薬開始したものの、薬をやめた時には時間が経過しすでに過去のものとなっている問題もあれば、根深く減・断薬後の人生にも影響を及ぼす問題もあります。その後の人生にも影響しそうな課題に対応するためには、医師や臨床心理師など専門家だけでなく、自助グループなど患者同士で対話する仲間も大切です。

減薬は個別的でマニュアル化できないという見解をもつ

患者が服薬を開始した時から行われた様々な治療やその経過は、一人ひとり異なります。また減薬時の離脱症状の有無や回復の経過でどういった反応が起きるかも千差万別です。このため、薬を調整する際には、患者の置かれている環境や体質、性格、季節の影響などまで総合的にみる必要があり、「減薬はマニュアル化できない」とするのが、減薬を真剣に支援する医師の共通意見です。

処方薬に依存している
可能性を考える

処方薬依存症とは現在の服薬量に対して
敏感になっている状態のことらしいです

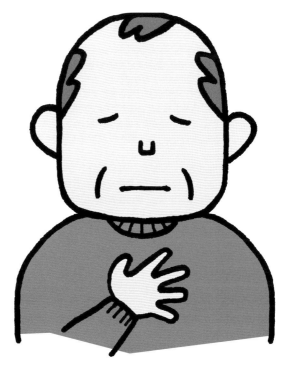

処方薬を減らすと、体のあちこちに不調を感じます

「薬がないといてもたってもいられない状態」ではないのですが、薬を飲まなかったり減らしたりする時に、体に様々な不調が出てつらいです。これは「処方薬の身体依存」「常用量依存」とも言われるようですが、実は「薬によって敏感になった脳の神経が、誤作動するせいかも」と聞き、単なる依存症とは違うことにほっとしました。

経験者が「私は処方薬依存かもしれない」と感じる時

暴力的な衝動が抑えられない

適応障害と診断されて多剤処方されている時、自分の感情が抑えられなくなり、暴言を吐いたり、自分の腕を傷つける行為も繰り返していました。「自分は袋小路にいて薬が止められなくなっちゃっている」と感じていました。

不安と痛みの悪循環に陥って

不安になると痛みが出て、痛みを止めるために服薬するとさらに不安が襲うという負のスパイラルに完全にはまっていたことに気づきました。そんなある日、自らが薬物依存であることを認めました。薬物による身体依存症と認めた時から、減薬という選択肢が出てきたと思います。

不調の原因は薬への依存かも

パニック障害で薬を飲み始め、3年ほどでどんどん薬が増え、下痢、体重減少、頻尿などで悩んでいました。ある日原因を考えていたら、もしかして自分は薬に必要以上に頼ってしまっているのかもしれないと気づきました。

飲むと嫌なことを忘れる

ベンゾジアゼピン系の薬を勝手に使っていましたが、それらには依存性があり、少し飲むと楽になるんです。何かつらいことがあり忘れたいことがあると、その眠剤を飲んでけっこうきれいに忘れる。嫌なことがあってもそれ自体を忘れちゃうんです。

飲まないと体が動かない

ナルコレプシーの診断を受けていたのですが、医師から「あなたはリタリン中毒です」と告げられました。1日6錠処方されるリタリン※を、意識を覚醒させる必要のある日だけ使い、残りをためていました。しかし次第にリタリンを飲まないと体が全く動かなくなったのです。

※リタリンは、2008年から流通管理基準が施行され、「リタリン登録医」が処方できるようになりました。

ⓘ 自分が処方薬依存の状態であるかどうかを自覚するのは難しいものです。
目安として、依存状態の場合、以下のような状況がみられるという説もあります。

ベンゾジアゼピンの常用量依存の目安

最初はすごくよく効いた／ベンゾジアゼピン系の薬を1ヶ月以上服薬している
行動する時に薬の必要性を感じる／残薬が少なくなると不安

離脱症状について知っておく

離脱症状は必ず起こるのでしょうか……?

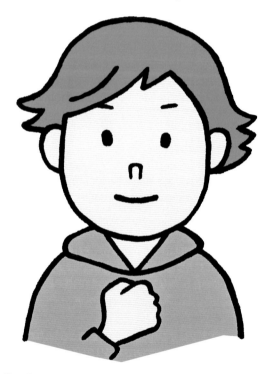

ひどい人もそうでもない人もいて、個人差があります

離脱症状の種類や強さは服薬していた薬の種類や期間、体質により「百人百様」みたいです。あまり恐れず、でもある程度覚悟してゆっくり少しずつ減薬していたため、離脱症状がひどい時に自分で一段階前の量に戻すことができました。ゆっくりやれば、もし離脱症状が出ても「服薬量を戻したり、時間がたてば解決する」と考えられます。

足が勝手に動いた!

ベンゾジアゼピン系の薬を一気に断薬した時、横断歩道で赤信号なのに足が勝手に動いて、前に出そうになり止まらなくなるという怖い体験をしました。

激しい自殺願望

抗うつ薬を一気に断薬した時、激しい自殺願望がわきあがり、フラッシュバックや衝動性を抑えることができず、怖い目に遭いました。このため結局入院になりました。

白昼悪夢と発狂しそうな恐怖

抗精神病薬をはじめとして、ベンゾジアゼピン系も含む様々な薬を短期間でやめた後、白昼の悪夢や、発狂しそうな状態が半年以上続くという恐ろしい体験をしました。

薬が減るたび耳鳴り

ベンゾジアゼピン系の抗不安薬を、本当に慎重に少しずつ減らしていますが、それでも減らすたびに頭痛、耳鳴り、めまいなどの症状が出ます。脳がその少ない薬の状態に慣れるまでに1週間〜10日かかるというのが私の実感です。

特定の匂いでパニックに

断薬が完了して8年になりますが、ガソリンのような匂いを嗅ぐと、突然精神症状のようなパニック状態になることがあります。何年たっても何らかの影響があると感じています。化粧品や柔軟剤、香料など化学物質の匂いでも体調が悪くなります。

痛みに敏感になる

断薬後、線維筋痛症になりました。今も体中が痛いです。服薬によって痛みの神経の感覚が変化してしまったのだと思います。筋肉が硬い感じがあり、体に力が入りません。

まぶしくて目が開けられない

睡眠薬をやめたら、目が痛くてしょぼしょぼしました。眼科ではドライアイと診断。まぶしさも加わり、どんどん目の調子が悪くなりました。やっと神経眼科に受診し、これが睡眠薬の離脱症状で、薬剤性眼瞼痙攣だと診断されました。目はまだ回復しません。

ⓘ

向精神薬で起こりうるさまざまな離脱症状

□イライラする　□すぐ怒りたくなる　□不安になる　□緊張する　□パニックになる　□自分でないような感覚
□忘れやすくなる　□混乱する　□眠れない　□手が震える　□汗をかく　□音がうるさく感じる　□お腹が張る
□下痢をする　□のどに違和感がある　□過呼吸になる　□筋肉が痛む　□めまい　□目がまぶしい　□音に過敏
□味覚がおかしい　□中耳炎　□耳だれ　□皮膚がかゆい　□頻尿　□頭がピリピリする　□化学物質に過敏に反応する

自分を少しだけ
変えてみる

本当に薬を減らしても
生活していけるのでしょうか？

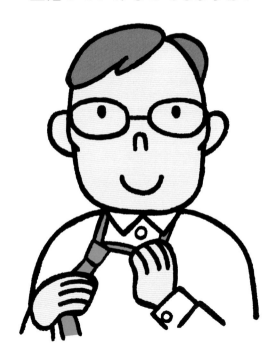

薬に頼らなくてもすむよう、自分の気持ちや生活を大事にしようと思います

精神科を受診した直接の理由は、上司のパワハラによる抑うつ状態でした。でも、今思うと、自分が昔からもっていた生きづらさもあり、体調を崩した部分があったと思います。再発しないために、根本的な生活習慣や自分の考え方のくせなどを、少しずつ見直しました。

経験者が「少しだけ」変えたこと

いい人をやめてみた
子どもの頃から周囲に気を使い、「いい子でいなくては」と無理してきたと気づきました。「自分は自分のままでいい」と気づいて楽になりました。

自分で決めて断薬できたことに誇りを
親が少し過干渉で、子どもの頃から自分の代わりに何でも決めていたことで、自分に自信がもてずにいました。精神科の薬を主体的に断薬することで、こんなに大変なことを成し遂げた自分に誇りをもつことができるようになりました。

子ども時代のトラウマを癒す
断薬後、心理士のカウンセリングを受けてみました。子どもの頃の記憶を取り戻し、トラウマの存在を自覚しました。つらい体験を思い出しましたが、とぎれがちだった記憶につながりができたことで、だいぶ自分を受け入れられるようになりました。

自分の話を物語化する
以前は自分のことを人に語ったり文章に書くことはなかったのですが、依頼されて自分の体験を書き、講演したことをきっかけに、自分は変わっていったと思います。

自然に触れる
以前は仕事ばかりしていて、自然に触れる機会が少なかったのですが、公園をウォーキングしたりすると元気になることがわかりました。できるだけ緑のある場所や海など空気の良い場所にも出かけるようになりました。

少しポジティブに考えるように
無意識のうちについ物事の暗い面を見てしまう傾向がありましたが、意識して良い方向に考えてみるよう工夫しています。よく笑うようにも心がけています。

「好きだった趣味」を思い出して復活する
以前好きだった楽器の演奏などを再開。楽しい時間を増やすようにしています。

良い友達やパートナーをもつ
病気の時、お互い助け合った仲間が今も大切な友人です。患者仲間と交流し、家族やパートナーも私の状態に理解を示してくれたことで、気持ちが安定しました。

希望をもって
回復を待つ

薬をやめたらすぐ体調が
回復して元気になれますか?

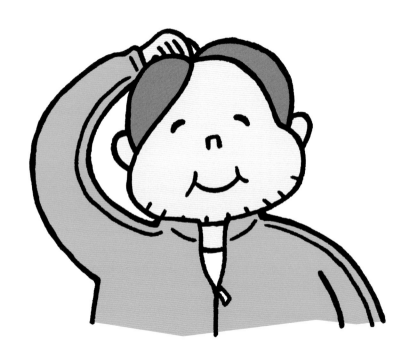

多分、回復には時間が必要です。でも、希望があれば、待てそうです

断薬してからは焦らず、体調が良くなるのを待ちました。2年かけて薄紙を剥ぐように少しずつ回復。今も頭痛や耳鳴りなどの後遺症はありますが、服薬していた時よりずっと自分らしい良い人生です。断薬した経験者たちと、よくそんなふうに話しています。

お守りとしての薬

薬の量が減り断薬に近づくにつれ、意識がはっきりし、自分の周囲のことや、自分自身のいろいろな問題や課題も見えてきました。それを自助会で話して棚卸ししてきました。そうして断薬から2年が経ちました。時々肩こりやめまい、中途覚醒などが起きることもあるんです。一応薬はお守りとして持っています。

滑舌に後遺症

断薬してアルバイトで働くことができるようになったけれど、闘病期間分の社会経験が少ないので、仕事場で困ることもたくさんあります。口の中にサイダーを入れたようなシュワシュワの痺れが後遺症として残り、滑舌が悪いのが悩みです。

加齢に備えて

減薬して適正と考える量を飲んで安定しています。今50代ですが加齢とともに体への負担も大きくなるので、もう少し減らしたいと思っています。

代替療法で

薬の代わりに、鉄分補給のためのサプリメントを飲んだり、食生活を見直し、アロマテラピー、鍼灸などで体調の調整をしています。

趣味でストレス解消

減薬中から、以前から好きだったお菓子作りを楽しむことを始めました。いつも薬のことや過去のことばかりを考えているとつらいので、自分の得意なことや趣味をもつことにしました。「過去を後悔し、明日に不安を感じる」状態が減り、今日を生きている感じがします。

(やってみよう!)

回復後の希望・回復に役立つことを書き出そう

あなたが回復したらやってみたいことは何でしょう？それが減薬の希望になるかもしれません。
また、回復に役立ちそうなことはありますか？それぞれ気づいたことをメモしてみましょう。

回復したらやってみたいこと	回復に役立ちそうなこと

回答者　精神科医　増田さやか

Q. 向精神薬の減薬は必ずしなければならないのですか?

A.　向精神薬を適正量服薬して状態が安定し、副作用もなく、日常生活が安全に営まれている場合、ご本人が希望しなければ無理に減薬や断薬をする必要はないと考えます。ただし、「薬を飲み続けていれば、いつか病気は治る」とか「この薬は一生飲み続けないと、病気が必ず悪化すると医師から言われている」という理由で続ける必要はありません。

Q. 抗精神病薬の減・断薬は難しいと聞きました。本当に可能なのですか?

A.　統合失調症の方が減断薬した例を多く診ています。薬を減らして数か月後に再発したと言われますが、じつはそのほとんどは薬の退薬症状ではないかと考えています。　抗精神病薬は、減薬開始して最初の1〜2カ月で、先に副作用が抜けていくため、元気になる方が多いのです。例えば筋肉が重たいとか、思考がすっきりしないというような副作用が先に消えることが多いです。その後、3か月後くらいから本作用(神経の興奮を鎮めるなど)が抜けていくため、興奮やイライラ、不眠などが強くなることがあり、これを「もともとの症状(原疾患)の悪化」と捉えられることが多いです。そのため、この時期の減薬を慎重に行なう必要があります。慎重に進めていけば、減薬はほとんどのケースで可能であり、最終的に断薬が可能な人もいます。

Q. ベンゾ系薬、抗不安薬・睡眠薬は抗うつ薬などと比較して
**　　離脱症状が強く非常にやめにくい薬なのですか?**

A.　ベンゾ系薬の離脱症状は減薬直後から出現するのに対し、抗精神病薬や抗うつ薬は、半年〜1年後に激しい離脱症状(正しくは退薬症状)が現れることも多いです。このため、先にベンゾ以外の薬剤を急断薬して、そののちにベンゾの減薬をしているときに、先に断薬した薬の退薬症状があらわれ、これをベンゾ減薬の離脱症状だと思い込む人が多くいます。医師も、抗うつ薬や抗精神病薬に離脱(退薬)症状はないと思い込んでいることが多いため、ベンゾ系薬の方が「離脱が強く非常にやめにくいクスリ」だと思われています。私の経験では、圧倒的にやめにくいのが抗精神病薬です。抗うつ薬は、減断薬は難しくありませんが、急断薬すると、退薬症状に長年苦しむことがありますので、絶対に急断薬をしないでほしいです。

Q. 減薬が可能な向精神薬とはどの薬のことですか？
睡眠薬や抗不安薬だけですか？

A. 睡眠薬、抗不安薬だけでなく、すべての向精神薬（抗精神病薬、抗うつ薬、抗躁薬、抗てんかん薬、中枢神経刺激薬、抗パーキンソン薬、抗認知症薬など）は、減薬可能と考えています。

Q. 様々な種類の薬を服薬している場合減薬はどんな順番でするのですか？

A. 減薬は基本的に1種類ずつおこないます。（躁うつ病などで、抗うつ薬と抗躁薬が同時に出されているときなどは、慎重に、その2剤を同時に減らすこともあります）減薬する薬剤の順番、減薬の速度などは、個人差がとても大きいため、状態を見ながら個別の計画を立てていきます。同じ薬剤であっても、他の人の減薬方法をそのままマネしてもうまくいきません。

Q. もし処方された向精神薬が体に合わず飲まない方が良いと
気づいたら、すぐ服薬を中止すれば良いですか？

A. 飲み始めた最初から酷い副作用があればすぐに服薬中止してください。医師から、「合わないと感じても勝手に中止しないでください」、「徐々に慣れてくるので、副作用が出ても処方通りに飲んでください」と言われていても、自分の身体の感覚を信じましょう。薬によって、離脱症状が出現する可能性は異なるため、薬剤師に相談すると良いでしょう。急な減・断薬にはリスクがあるため、短期服薬でも段階的な減薬、長期に服薬していた場合は特に慎重な計画を立てて減薬していく必要があります。

Q. 近くに減薬を支援してくれる医師が見つからない場合は
どうしたらいいですか？

A. 計画的な減薬を真剣に支援してくれる精神科医は残念ながらまだ少数ですが、少しずつ増えてきている印象があります。実際に薬を自分の口に運ぶのは患者さん自身です。まず本書を参考に自分の状況を把握し、ライフスタイルに合わせた計画をたて、医師や薬剤師に具体的な希望を相談してみてはどうでしょうか？ 薬を減らしたいという気持ちがあるのであれば、「あなたは、薬を減らすことは出来ない」「この病気は、薬以外の方法はない」という医師に黙ってついて行っても、減断薬チャンスはやってきません。支援する人は、どこかに必ずいますから根気よく探しましょう。支援者は、精神科医とは限りません。

※ベンゾジアゼピン系薬はベンゾ系薬と表記

ℹ 減・断薬を考える時の参考情報

減・断薬に関する書籍

- 小俣和一郎『精神医学の近現代史 歴史の潮流を読み解く』2020年、誠心書房
- 井上 猛 他編『こころの治療ハンドブック 第12版』2019年、星和書店
- 若倉雅登『心療内科医が教える その目の不調は脳が原因』2019年、集英社
- 嶋田和子『減薬・断薬サポートノート』2017年、萬書房書
- 井原 裕『うつの8割に薬は無意味』2015年、朝日新聞出版
- 伊藤準也『うつを治したければ医者を疑え!』2015年、小学館
- ロバート・ウィタカー『心の病の「流行」と精神科治療薬の真実』2012年、福村出版
- 千村 晃『これからはメンタル美人』2012年、カナリア書房
- 田島 治『抗うつ薬の真実』2011年、星和書店
- 長嶺敬彦『抗精神病薬の「身体副作用」』2006年、医学書院
- 小田陽彦『高齢者への精神科の薬の使い方』2021年、洋学社
- ベンゾジアゼピン情報センター管理人『ベンゾ睡眠薬・抗不安薬からの安全な離脱方法 改訂版』
  2022年、ベンゾジアゼピン情報センター　https://bebzoinfojapan.org
- 飯塚浩『メンタルを強くする食習慣』2022年アチーブメント出版
- 藤川徳美監修『心を強くする食事術』2019年、宝島社
- 奥平智之『最新版 食べてうつぬけ』2023年、主婦の友社
- ベンゾジアゼピン情報センター『ベンゾジアゼピン(睡眠薬・抗不安薬)の安全な離脱方法〜苦しむ減薬・断薬は必要ない〜』
  2021年、Amazon Kindle 版
- ワイパックス『水溶液減薬ブログ管理人ワイパックス ベンゾジアゼピンの減薬・断薬法』
  2021年、Amazon Kindle 版
- ジョエル・パリス『現代精神医学を迷路に追い込んだ過剰診断』2017年、星和書店
- デイヴィッド・ヒーリー『ファルマゲドン 背信の医薬』2015年、みすず書房
- アレン・フランセス『〈正常〉を救え 精神医学を混乱させるDSM-5への警告』2013年、講談社
- イーサン・ウオッターズ『クレイジー・ライク・アメリカ 心の病はいかに輸出されたか』2013年、紀伊國屋書店
- ウィル・ホール『ハームリダクションガイド 第2版』2012年、イカロス・プロジェクトフリーダムセンター
  https://www.willhall.net/files/ComingOffPsychDrugsHarmReductGuide-Japanese-ZinePrint.pdf
- ヘザー・アシュトン『アシュトンマニュアル 日本語版』2012年
  http://www.benzo-case-japan.com/prof-ashton-japanese.php
- デイヴィッド・ヒーリー『ヒーリー精神科治療薬ガイド 第5版』2009年、みすず書房
- マーシャ・エンジェル『ビッグ・ファーマ 製薬会社の真実』2005年、篠原出版新社

ℹ 本文中の用語解説

薬剤性ジストニア・ジスキネジア
本人の意思とは無関係に身体の一部または広範囲の筋肉に収縮や運動が起き、姿勢保持や動作が困難に不随意運動を「ジストニア」「ジスキネジア」といいます。ジストニアでは、特定の筋肉がいつも同じパターンで収縮し、身体に異常なねじれや屈曲、緊張が起きます。ジスキネジアでは、身体の一部が一定の不規則でリズミカルな運動を起こします。これらの症状は、首・舌・あご・口周り・まぶた・手・足・体幹など様々な部位に起こりえます。
ジストニア・ジスキネジア患者の環境改善を目指す会 https://www.dys-kaizen.org/

血中濃度
「飲んだ薬がどの程度体内（血液中）に入ったか」を表す数値。同じ薬を飲んでも、体重や、年齢、性別や服薬の仕方、体質などにより、血液中に吸収される量が変わってきます。向精神薬の血中濃度は、単剤で服薬した時の指標です。併用している薬により血中濃度に影響を受けている、抗てんかん薬をてんかん発作の抑制以外（気分安定薬）の目的で用いている、肝臓や腎臓などの代謝が低下しているといった場合は、血中濃度だけで適正使用かどうかを決めることはできません。

半減期
服薬した薬の血中濃度が半分に下がるまでの時間のこと。血中濃度を定期的に調べると、服薬した薬がどのくらい長く体内に残って影響するのかを把握する目安になります。

ステイ
薬を減らすことを一時的に止め、同じ量にとどめて様子を見ること。

ベンゾジアゼピン系の薬
脳の興奮などを抑えることで不安、緊張、不眠などを改善する薬。脳内のベンゾジアゼピン（BZD）受容体に作用することで脳の不安などが抑えられるとされますが、依存性が問題視されています。

薬剤性眼瞼痙攣
向精神病薬を服薬した時の副作用、あるいはそれらを減薬した時の離脱症状として起こる「目がまぶしい」「目が開けにくい」といった症状。目の機能に異常がないのに目の痛みや見えにくさを感じる状態を眼球使用困難症候群といいます。

リーキーガット症候群
腸もれ症候群とも言われ、腸の粘膜の炎症が進み、腸の細胞をつなぐ成分がゆるんで腸壁に穴が開き、腸もれを起こしている状態を指すとされています。向精神薬を服用している人には、慢性的な便秘や下痢を繰り返す方や、潰瘍性大腸炎にもかかる方が多いようです。腸内細菌のバランスが崩れ、炎症を起こした腸内の毒素が血液を通して脳にも作用し、うつ病の原因となると考える説もあります。

監修のことば

2022年春、愛知県岡崎市に、「化学薬品ではなく、ハーブやアロマなど自然なものの力を借りて回復を助ける」をコンセプトにした、『クリニック花草』を開院し、2年が経ちました。現時点で、130人ほどの患者さんが、減薬計画書に則って減薬中です。減薬計画書を用いない減薬(薬さじを用いる方法など)をしている人を含めると、今この瞬間で、150人くらいが減薬に取り組んでいます。

クリニック名である花草(はなそう)には、「対話で回復のお手伝いをします」「話そう」という意味も込めています。精神症状を回復させてくれるものは、薬以外にたくさんあります。理解者、時間、ストレスからの解放、自然療法など。他の方法を知れば知るほど、薬が決して最善の方法ではないことがわかってきます。

多くの医師は西洋医学の考え方が正しいと学びます。西洋医学はアロパシー(逆医学。わかりやすくいえば、熱が出れば下げる、血圧が上がれば下げるといった対症療法)という発想で、その治療手段は多くが化学薬品の使用です。そこには自然治癒という発想も「人は、体に取り入れたものでできている」という捉え方もありません。とりわけ精神的な症状に関しては、治癒という概念はなく、慢性的な病気であり、治ることはない(「寛解」はあっても「治癒」はない)というのが通念になっています。
しかし、私は、「治癒という概念がないこと」こそが、精神の状態が改善しない一番の理由だと思っています。「治らない病気」「ずっと付き合っていく」「良くなっても薬は続ける」ということに、大いに疑問を持ちましょう。

この本には向精神薬とその減薬に関する情報が散りばめられていますが、全ての人に減断薬を勧めることはしていません。服薬している人が自ら選ぶことがベストだと考えています。また、この本には、各人の状況によって離脱症状も千差万別だということも繰り返し書かれています。その中で「薬を変えても増やしても少しもよくならない。あるいは逆に悪くなっている」、「症状が少しはマシになっているが副作用がひどく、普通の生活ができない」「減薬したところ、服薬していた時より、体調がひどく悪くなった」という方がいます。これも、それも薬の影響です。あなたの病気が難治性だからでも、努力が足りないからでも、病気に甘えているからでもありません。

向精神薬の減断薬というと、「いばらの道だ」と覚悟される方も多いかもしれません。私も10年前は、皆さんにそんなことを言ってしまっていました。しかし、ゆっくりと減薬をサポートしていると、大きな体調不良もなく、穏やかに断薬できた人も本当にたくさんになってきました。やり方・考え方次第で、とても平和な減薬が可能です。私はこのことを是非みなさんに知ってもらいたいと思っています。
あなたが「減薬したい」と主体的に望むなら、必ず可能です。その方法は幾通りもあり、またいつでも修正可能です。この本は、その際の必須アイテムになると信じています。

クリニック花草 院長
精神科医 増田さやか